中医养生

土单方

杨宏亮 主编

国文出版社
·北京·

图书在版编目（CIP）数据

土单方 / 杨宏亮主编. -- 北京 : 国文出版社, 2025. -- ISBN 978-7-5125-1968-8

Ⅰ. R289.2

中国国家版本馆 CIP 数据核字第 2025AB4713 号

土单方

主　　编	杨宏亮	
责任编辑	罗敬夫	
出版发行	国文出版社	
经　　销	全国新华书店	
印　　刷	天津泰宇印务有限公司	
开　　本	880 毫米 ×1230 毫米	32 开
	2 印张	46 千字
版　　次	2025 年 6 月第 1 版	
	2025 年 6 月第 1 次印刷	
书　　号	ISBN 978-7-5125-1968-8	
定　　价	12.80 元	

国文出版社
北京市朝阳区东土城路乙 9 号　　邮编：100013
总编室：（010）64270995　　传真：（010）64270995
销售热线：（010）64271187
传真：（010）64271187-800
E-mail：icpc@95777.sina.net

前言

中医药学是中华民族几千年来智慧的结晶，是中华文化的重要组成部分。在漫长的历史长河中，我们的祖先通过观察自然、实践总结，积累了丰富的医药知识，形成了独特的理论体系和治疗方法。这些宝贵的经验不仅为中华民族的健康保驾护航，也为世界医学的发展做出了重要贡献。《土单方》正是这些传统智慧的集中体现，它凝聚了千百年来民间医者的心血与智慧，是中医药文化宝库中的一颗璀璨明珠。

所谓“土单方”，是指流传于民间的、以天然药材为主的简易治疗方法。这些方剂多取材于日常生活，操作简便，疗效显著，深受百姓喜爱，在民间代代相传，成为人们应对疾病、维护健康的重要工具。

本书系统地整理了散落于民间的实用单方，涵盖了内科、外科、妇科、儿科等多个领域，既有针对常见病、多发病的解决方案，也有应对急症、疑难杂症的独特方法。每个方剂都经过精心挑选，力求简便易行、疗效显著，适合家庭日常使用。

本书集实用性和可操作性于一体，每个方剂都配有详细的制作和使用方法，即使是没有任何医学背景的读者，也能轻松掌握。需要说明的是，土单方虽然简便实用，但并不能替代现代医学的诊断和治疗。在面对严重疾病或急症时，建议及时就医，接受专业的医疗帮助。另外，书中所列方剂中的药名由于年代久远，各地品种繁杂，有同药异名或异药同名和药名不一的现象，使用时请认真核对。土单方更适合作为日常保健和辅助治疗的手段，帮助您和家人在生活中更好地维护健康。

最后提醒大家，书中所录药方仅供读者参考研读，在使用时，一定要在咨询医生、了解自己的体质后使用，遇到急病大病，一定要及时就医。

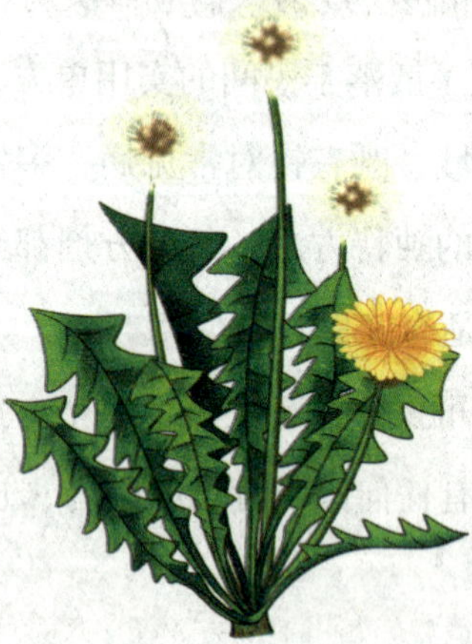

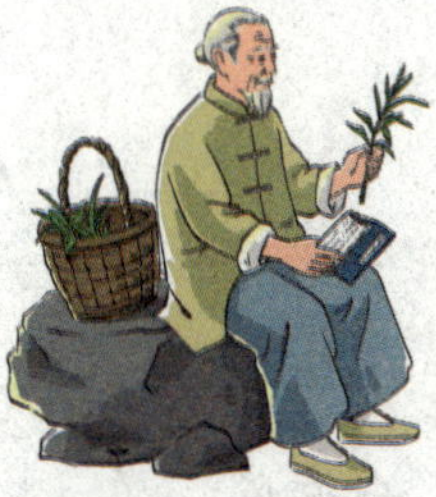

目录

内科疾病土单方

外科疾病土单方

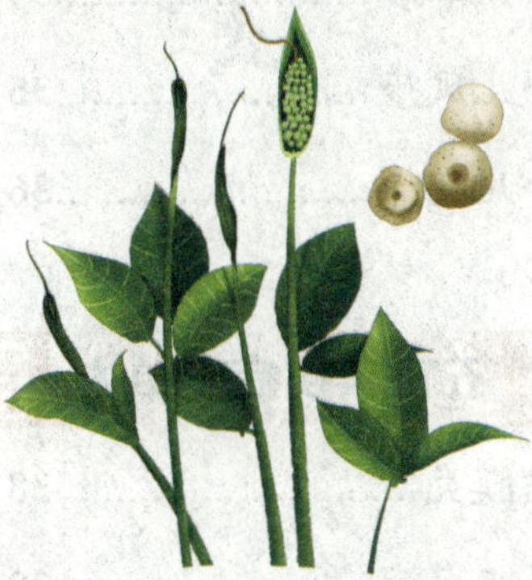

妇科疾病土单方

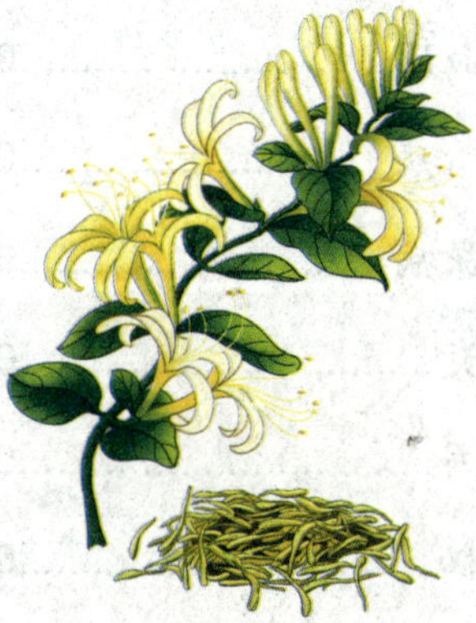

内科疾病土单方

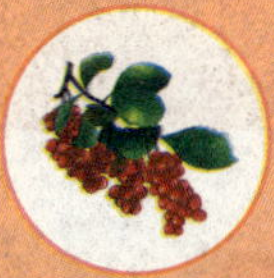
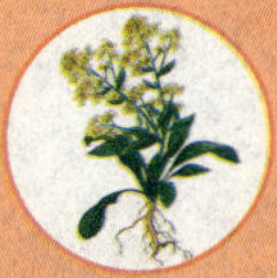

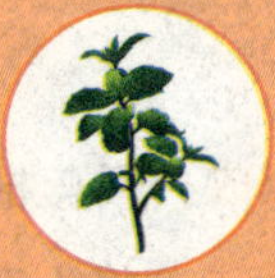
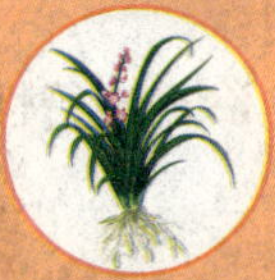

内科疾病是指主要涉及人体内部器官和系统的疾病，通常通过药物治疗和非手术方法进行管理。其特点是病因复杂、病程较长，常与全身性症状相关。

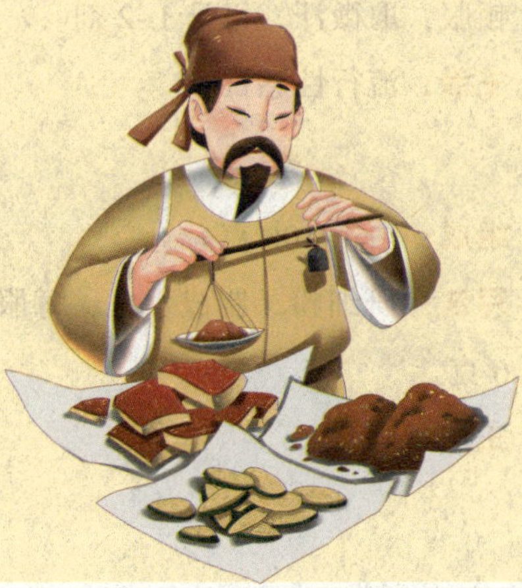

感冒

病症

感冒作为常见的上呼吸道感染病，多由病毒引起，症状包括鼻塞、流涕、打喷嚏、咳嗽、喉痒、咽痛、头痛、发热和乏力等。

常用良方

方一

组成：贯众 30 克。

用法：加水煎，去滓。顿服，每日 1 剂。

主治：感冒。

方二

组成：板蓝根 18 克。

用法：将上药用水煎服，每日 1 剂。

主治：流行性感冒。

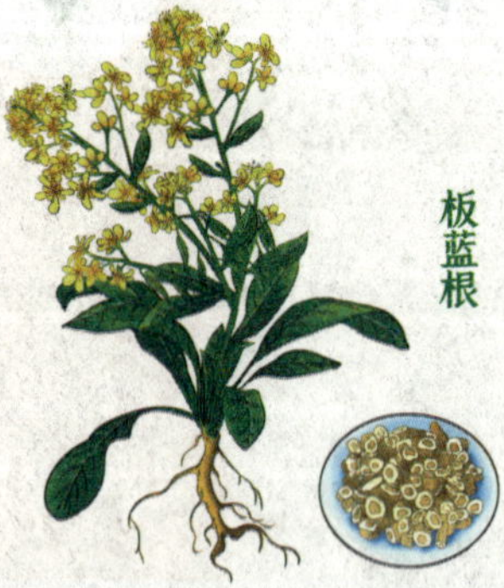

板蓝根

方三

组成：青蒿 100 克。

用法：煎汁 1 碗，每日 1 剂，分 2 次服。

主治：感冒。

方四

组成：干艾叶 30 克。

用法：加水煎 10 分钟，去滓。顿服，取微汗，每日 1~2 剂。

主治：流行性感冒。

方五

组成：白芷 100 克。

用法：研细粉，制成水丸，每服 6 克。

主治：感冒。

肺炎

病症

肺炎是一类发生在终末气道、肺泡和肺间质的炎症的统称，多由细菌、病毒感染或其他微生物侵袭引起。症状为发热、咳嗽和呼吸困难等。

常用良方

方一

组成：黄连适量。

用法：以上药物，磨成粉内服。每次 0.6 克，每天 4~6 次。

主治：大叶性肺炎。

方二

组成：干芦根 300 克。

用法：将上药用文火煎 2 次，取 600 毫升左右的药汁，分 3 次服完。

主治：肺炎。

方三

组成：9 月 –10 月采柿叶 10 克。

用法：将柿叶加 2 克绿茶一起切碎，蒸 30 分钟，烘干，加开水 400 毫升，泡 5 分钟，分 3 次饭后服用。

主治：咽喉炎、肺炎。

方四

组成：白芥子 30 克。

用法：将上药捣烂如泥状，摊在纱布上，略微加温。用时先在背部抹一层凡士林，然后敷上药。每日 1 次，一次敷 5~15 分钟，背部稍红后就取下。

主治：小儿支气管肺炎。

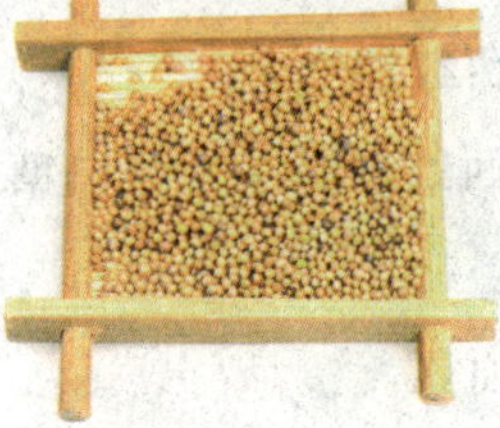

白芥子

高血压

病症 高血压是指血液在血管中流动时对血管壁的压力持续升高。大多数高血压患者无明显症状，少数可能出现头痛、头晕、耳鸣、视力模糊或胸闷。

常用良方

方一

组成：向日葵叶 30 克（鲜的用 60 克）。

用法：将向日葵叶煎浓汤。早、晚分 2 次服，连服 7 日。

主治：高血压。

方二

组成：山楂 10 枚。

用法：将山楂捣碎，加冰糖煎服。

主治：高血压。

方三

组成：鲜西红柿 2 个。

用法：将西红柿洗净，蘸白糖每早空腹吃。

主治：高血压。

方四

组成：吴茱萸 5 克。

用法：把吴茱萸研成细末，用陈醋调成糊状，摊在一块胶布上，贴于患者双侧涌泉穴。

主治：高血压。

方五

组成：钩藤 30 克。

用法：取上药，加水 100 毫升煎煮 10 分钟。每日 1 剂，早晚分服。

主治：高血压。

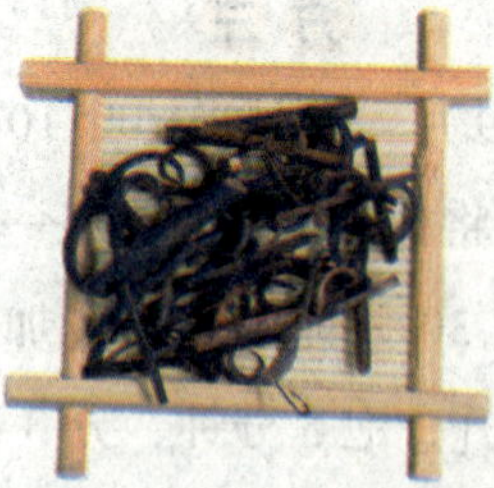

钩藤

冠心病

病症

冠心病是一种冠状动脉血管发生粥样硬化病变导致的心脏疾病。部分患者无症状，有症状常表现为心悸、心绞痛、呼吸急促等。

常用良方

方一

组成： 葛根30克。

用法： 煎水常服。

主治： 用治冠心病，并对脑血栓、突发性耳聋有效。

方二

组成： 丹参20克。

用法： 煎水常服。

主治： 对冠心病、脑血栓有效。

方三

组成： 麦冬45克。

用法： 将上药放入水中煮2~3次，将所得药汁混合，浓缩成30~45毫升。分3次服用，每天1剂，连服3~18个月。

主治： 冠心病。

方四

组成： 三七适量。

用法： 将上药研为细粉，用温开水冲服。每次6克，每日2次。

主治： 冠心病。

方五

组成： 银杏叶30克。

用法： 煎水常服。

主治： 冠心病。

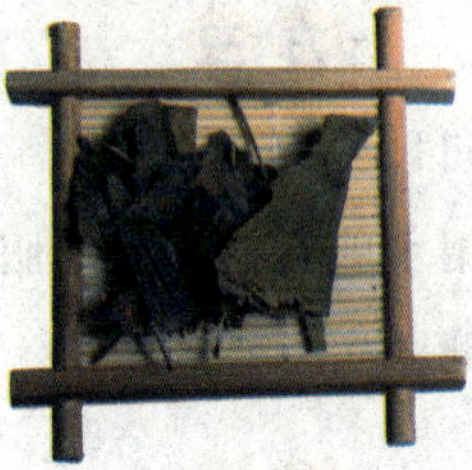

银杏叶

糖尿病

病症 糖尿病是一组由多病因引起的以慢性高血糖为特征的代谢性疾病，其典型的症状是多尿、多饮、多食和消瘦（俗称“三多一少”），还可引发多种慢性并发症。

常用良方

方一

组成： 仙鹤草 30 克。

用法： 每日 1 剂，水煎服。

主治： 糖尿病。

方二

组成： 泽兰 18 克。

用法： 用 360 毫升水煎至一半，代茶饮用。

主治： 糖尿病。

方三

组成： 向日葵根 250 克。

用法： 用水煎后在早餐时服用。

主治： 糖尿病。

方四

组成： 鲜麦冬（全草）50 克。

用法： 将上药切碎，煎汤代茶饮。每日 1 剂，连饮 3 个月。

主治： 糖尿病。

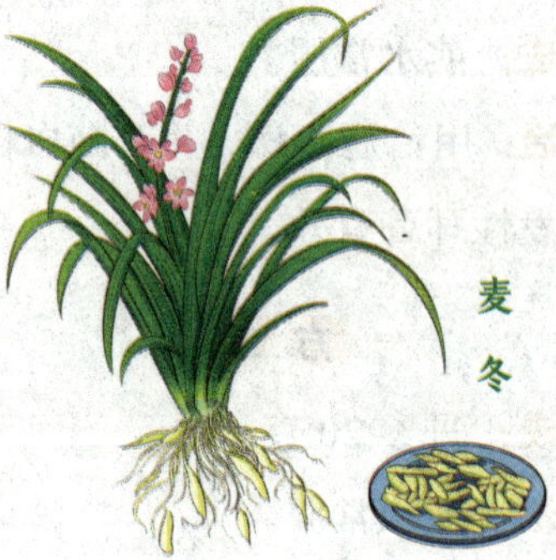

麦冬

方五

组成： 荔枝核 10 克。

用法： 取荔枝核烘干后研末。每次 10 克，1 天 3 次，饭前 30 分钟温水送服。

主治： 老年非胰岛素依赖性糖尿病。

胃炎

病症

胃炎是发生在胃黏膜的炎性病变的统称，好发于饮食不节制的人群。主要症状为中上腹痛、腹胀、嗳气、恶心、食欲减退、消化道出血等。

常用良方

方一

组成：鲜马齿苋200克。

用法：鲜马齿苋捣烂取汁。分4次服，1天服完。

主治：胃炎。

方二

组成：鲜地锦草250克。

用法：清水洗净，再用热开水浸泡片刻，捣烂取汁。每日分4次服完。

主治：胃炎。

方三

组成：鲫鱼2条。

用法：将上药加糯米50克共煮粥，早、晚各食用一次。

主治：慢性胃炎。

方四

组成：大枣10枚。

用法：将上药与糯米100克同煮成粥食用。

主治：慢性胃炎。

方五

组成：五味子适量。

用法：上药研末冲服。每次3克，每日3次。20天为1疗程。

主治：萎缩性胃炎。

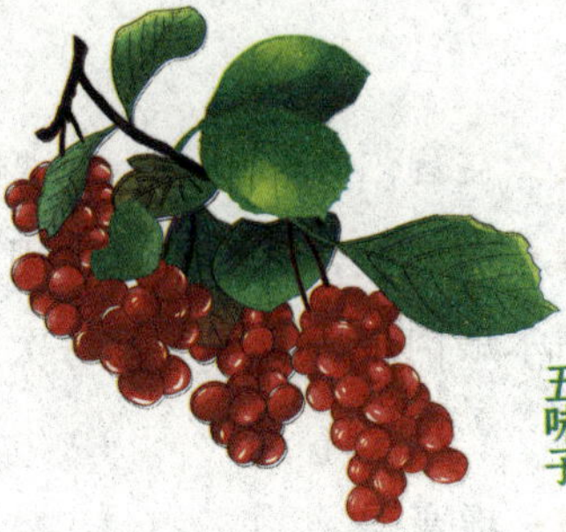

五味子

腹泻

病症

腹泻俗称“拉肚子”，指排便次数增多，粪便量增加，不成形，稀薄或带有黏液，有时还含有脓血或带有未消化食物。发病不受季节限制，四季都可能出现。

常用良方

方一

组成： 苦瓜藤（阴干）适量。

用法： 将上药研末。每次取 9 克，用温开水送服，每日 2 次。

主治： 腹泻。

方二

组成： 乌梅 15 克。

用法： 将上药加水 1500 毫升，煎至 1000 毫升，加糖适量。代茶饮，每日 1 剂。

主治： 慢性结肠炎引起的腹泻。

方三

组成： 益智仁 60 克。

用法： 白面裹，煨为末。另用土炒白术煨肉果，煎汤下。每次服 9 克。

主治： 虚寒泻。

方四

组成： 车前（微炒）30 克。

用法： 上药研为细末,清米饮调服。

主治： 湿热泻。

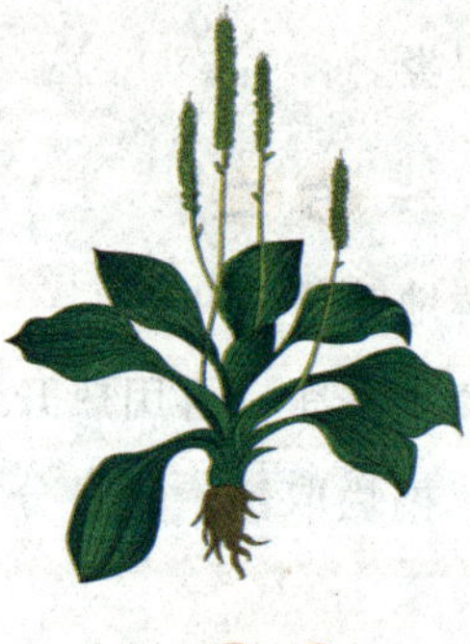

车前

方五

组成： 萝卜叶适量。

用法： 冬初萝卜菜叶置屋瓦上，任风吹雨淋，露湿日晒，至初春始收起来。每次用 30 克，煎汤服用。

主治： 腹泻。

便秘

病症 便秘是一种常见的病理现象，常见的症状为大便次数明显减少、间隔时间延长、粪质干结、排便困难等，可能还伴有腹胀、腹痛、食欲减退、嗳气反胃等症状。

常用良方

方一

组成： 韭菜叶或根。

用法： 捣汁 1 杯，温开水略加绍兴酒冲服。

主治： 慢性便秘。

方二

组成： 青菜汁。

用法： 炖温服，每次服半碗。

主治： 便秘。

方三

组成： 鲜桑葚 30~60 克。

用法： 将上药水煎服。

主治： 肠燥便秘。

方四

组成： 番泻叶 3~5 克。

用法： 开水冲泡，代茶饮，每日 1 次。使用后通常在 6~12 小时产生通便效果，便不可再饮。

主治： 热结便秘。

方五

组成： 何首乌 50 克。

用法： 加水煎取药汁，添入粳米 50 克熬粥。早晚分食。

主治： 便秘。

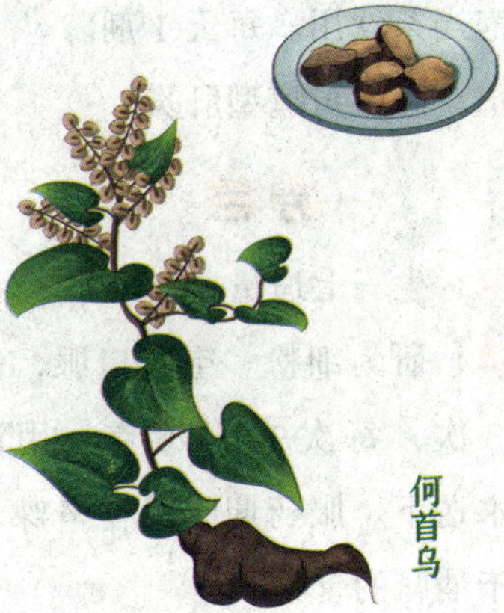

何首乌

肝炎

病症

肝炎通常由病毒感染（如甲型、乙型、丙型肝炎病毒）、酒精或自身免疫引起。主要症状为乏力、黄疸（皮肤和眼睛发黄）、尿色深、腹痛和肝区不适等。

常用良方

方一

组成：板蓝根 30 克。

用法：水煎服。每天 1 剂，连服 15 日。

主治：传染性肝炎。

方二

组成：生大黄 15 克。

用法：取上药，洗净，再用开水冲泡当茶饮用。每天 1 剂。

主治：急性黄疸型肝炎。

方三

组成：生三七适量。

用法：研为细粉。空腹口服，每天 3 次，每次 1.5~2.0 克，用温开水送下。服药期间忌食辛辣及过于油腻的食物。

主治：慢性迁延性肝炎。

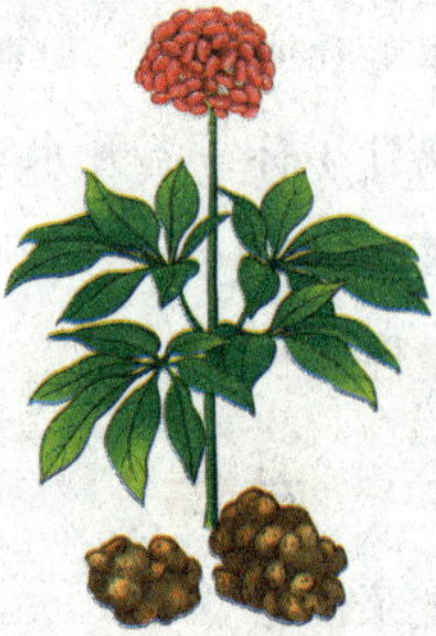

三七

方四

组成：薏苡根适量。

用法：加水煎汤，频频饮服。

主治：黄疸型肝炎。

方五

组成：甜瓜蒂 10 克。

用法：研末搐鼻，每日数次。黄水流尽则愈。

主治：黄疸型肝炎。

失眠

病症

失眠种类繁多，如难以入睡、入睡后频繁醒来、醒后难以重新入睡等。造成注意力不集中、记忆力减退，还可能诱发情绪问题，如焦虑、抑郁等。

常用良方

方一

组成： 吴茱萸 30 克。

用法： 将上药放入 800 毫升清水中，煎煮至 500 毫升，加入 100 毫升米醋，每日睡前轮换浸泡双足，每次 30 分钟。

主治： 失眠。

方二

组成： 丹参 12 克。

用法： 加水煮沸 15 分钟，滤出药液，再加水煎 20 分钟，去滓，两煎药液兑匀。分服，每日 1~2 剂。

主治： 失眠。

方三

组成： 人参 3~9 克。

用法： 取上药，加水煎服，每日 1 剂。也可将参片放入碗中，隔水蒸熟后服下。

主治： 心气不足之惊悸失眠。

方四

组成： 小叶薄荷 15 克。

用法： 将上药用水煎服，每日 1 剂。

主治： 失眠、心悸。

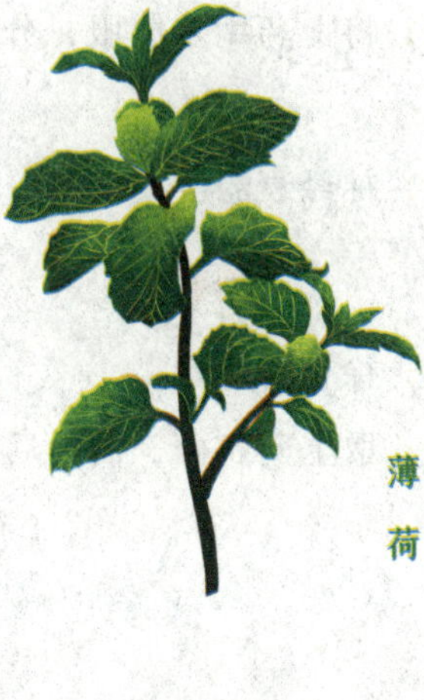

薄荷

神经衰弱

病症

神经衰弱是一种以脑和躯体功能衰弱为主的神经症。主要症状为体力不足、注意力不集中、记忆力减退，可能会烦躁、焦虑或抑郁等。

常用良方

方一

组成： 珍珠母适量。

用法： 将上药研成细末，装入胶囊，每粒装 0.3 克。用时取 2 粒，开水送下，每日 3 次。

主治： 神经衰弱、头晕胀痛、失眠心悸。

方二

组成： 五味子 6 克。

用法： 将上药用水煎服，分 3 次服。

主治： 神经衰弱。

方三

组成： 徐长卿适量。

用法： 取上药打碎，研粉后制成散剂。每次取 10~15 克口服，每日 2 次，20 日为 1 疗程。

主治： 神经衰弱。

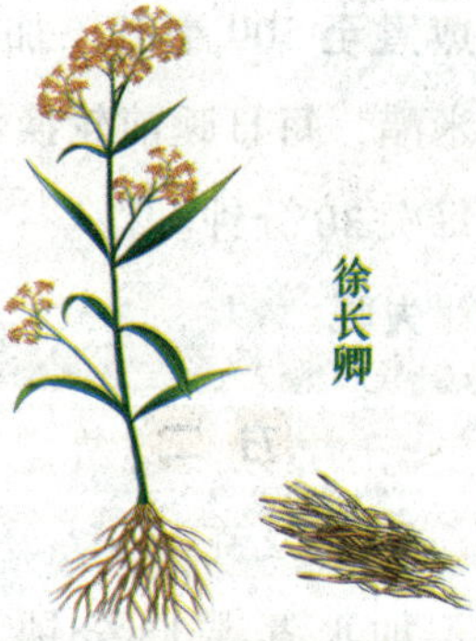

方四

组成： 丹参 30 克。

用法： 取上药水煎。早、晚分 2 次口服，每日 1 剂，30 日为 1 疗程。

主治： 神经衰弱。

外科疾病土单方

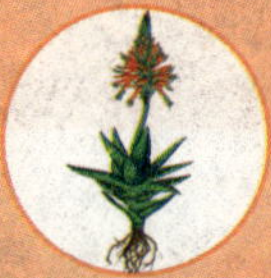
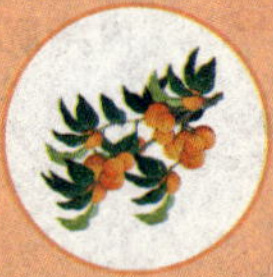
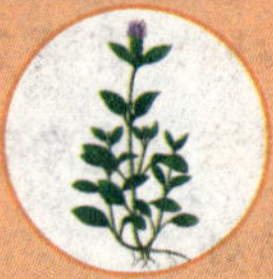
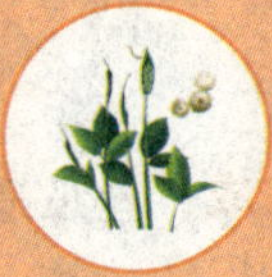
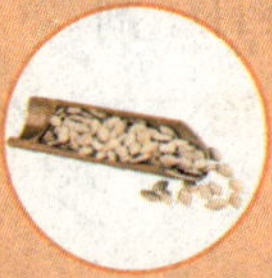

外科疾病是指需要通过手术或物理干预手段进行治疗的疾病，通常涉及创伤、感染或功能障碍等问题。其特点是病因明确、病情急重或复杂，常需要手术干预以恢复功能或去除病灶。

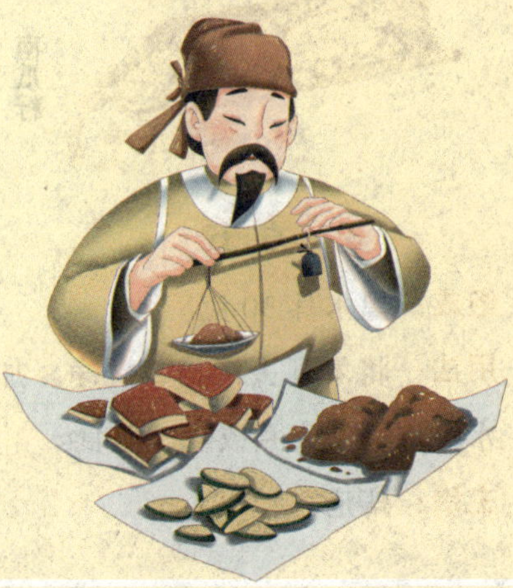

痔疮

病症

痔疮是一种常见的肛肠疾病，主要分为内痔、外痔和混合痔。其主要症状为便血，便血颜色鲜红，有时呈点滴状或喷射状，严重时可导致内痔脱出肛门外。

常用良方

方一

组成：香菜250克。

用法：洗净香菜，水煎趁热熏洗患处。

主治：痔疮。

方二

组成：丝瓜适量。

用法：烧存性，研末。酒服6克，每日1剂。

主治：肛门久痔。

方三

组成：无花果叶。

用法：将上药放入瓷盆中，盖上盖子熬煮20分钟，趁热熏洗患处。每日3次。

主治：外痔。

方四

组成：南瓜籽100克。

用法：加水煎煮，趁热熏肛门，每日最少2次。熏药期间禁食鱼类等发物。

主治：内痔。

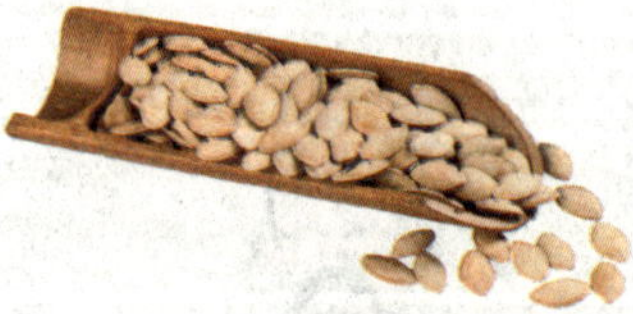

南瓜籽

方五

组成：黑木耳30克。

用法：将木耳去污物，洗净。加水少许，文火煮成羹，服食。

主治：痔疮。

脱肛

病症 脱肛是指肛管和直肠的黏膜层以及整个直肠壁脱落坠出，脱出肛外的一种疾病。主要症状为肛内肿物脱垂、肛门失禁、黏液流出及皮肤瘙痒等。

常用良方

方一

组成：紫背蕺（即鱼腹草）1大把。

用法：用朴硝水洗净肛门，将紫背蕺擂烂如泥，用芭蕉叶托入；或将药放在臀下贴坐。

主治：脏热肛门脱出。

方二

组成：泽兰叶30克。

用法：将泽兰叶水煎，趁热熏洗1~2次。

主治：小儿脱肛。

方三

组成：梧桐树皮500克。

用法：加水煎成浓汁。涂患处，每日2~3次。

主治：脱肛。

方四

组成：浮萍草适量。

用法：研为细末，干贴患处。

主治：小儿脱肛不收。

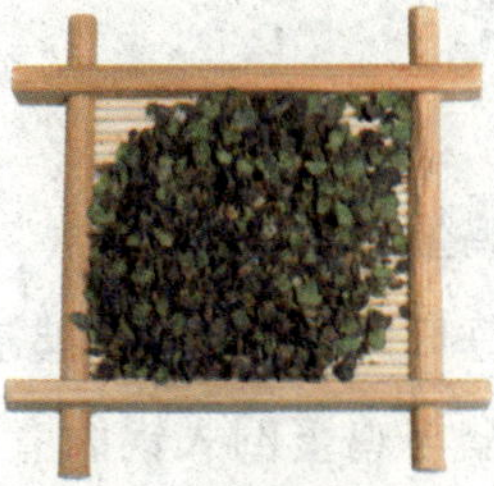

浮萍

方五

组成：五倍子30~60克。

用法：将五倍子打碎，加水适量，煎沸30分钟，于脱肛时先熏后洗患部。

主治：脱肛。

疝气

病症

疝气即人体内某个脏器或组织离开了原本的位置，通过人体的薄弱点、缺损或孔隙进入另一部位。症状为腹部包块、腹部疼痛等。

常用良方

方一

组成： 鲜生姜适量。

用法： 鲜姜洗净，捣烂绞取其汁，去滓，将汁贮于碗中。阴囊浸入姜汁内片刻即成。

主治： 疝气。

方二

组成： 鸡蛋2个。

用法： 每日先将鸡蛋用米醋浸泡，次日将醋与鸡蛋倒入锅内煮，至醋一半。趁热吃蛋饮汤。

主治： 小肠疝气。

方三

组成： 青茄蒂适量。

用法： 将茄蒂煎成浓汁，2岁每次用茄蒂4个，3岁用5个，8岁用7个，服后再饮白糖水1~2杯。见效后继续服用2次，可痊愈。

主治： 疝气。

方四

组成： 荔枝核15克。

用法： 将荔枝核焙干为末，空腹白糖调服。

主治： 疝气疼痛。

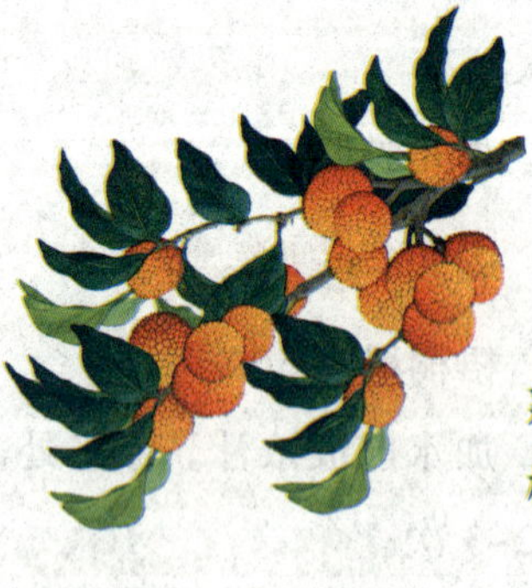

荔枝

淋巴结核

病症

淋巴结核是由结核杆菌引起的淋巴结慢性炎症，颈部最为常见。主要症状为淋巴结肿大、乏力、低热、盗汗等，多见于儿童、青少年和老年人。

常用良方

方一

组成： 猫眼草5000克。

用法： 熬为膏敷患处。

主治： 破溃型颈淋巴结核。

方二

组成： 蝌蚪15克。

用法： 将蝌蚪捣烂成泥，掺入红糖开水煨。初起者服1次，已溃者3~4次可愈。

主治： 淋巴结核。

方三

组成： 鲜荔枝10枚。

用法： 将荔枝洗净，捣烂如泥。外敷患处，每日更换1次。

主治： 淋巴结核。

方四

组成： 夏枯草50克。

用法： 每日1剂，水煎或沸水浸泡当茶频服，可加适量白糖。伴破溃不愈，反复发作的，可另用白头翁100克，陈皮10克，水煎服，每日1剂。

主治： 颈淋巴结核。

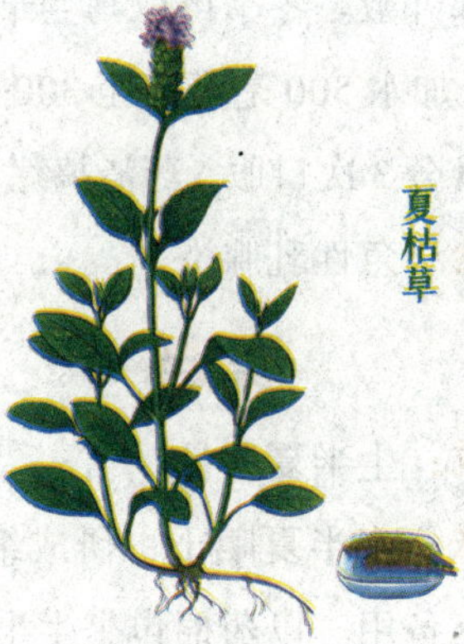
夏枯草

急性乳腺炎

病症 急性乳腺炎是乳腺组织的急性感染，主要症状包括乳房红肿、发热、疼痛、局部硬块，严重时可形成脓肿。还会伴有发热、寒战和乏力等。

常用良方

方一

组成： 星宿菜 40 克。

用法： 水煎服。

主治： 乳汁瘀阻乳腺炎。

方二

组成： 鲜马兰 120 克（干品减半）。

用法： 将鲜马兰捣烂取汁，加白糖适量，每日分 3 次口服。药渣局部外敷。冬季可取马兰干品 60 克，加水 500 毫升煎至 300 毫升，每日分 3 次口服，药渣捣烂外敷。

主治： 急性乳腺炎。

方三

组成： 生半夏适量。

用法： 生半夏晒干，研成细末，入瓶备用。以药棉包裹生半夏粉 0.5 克，塞患乳对侧鼻孔。

主治： 急性乳腺炎。

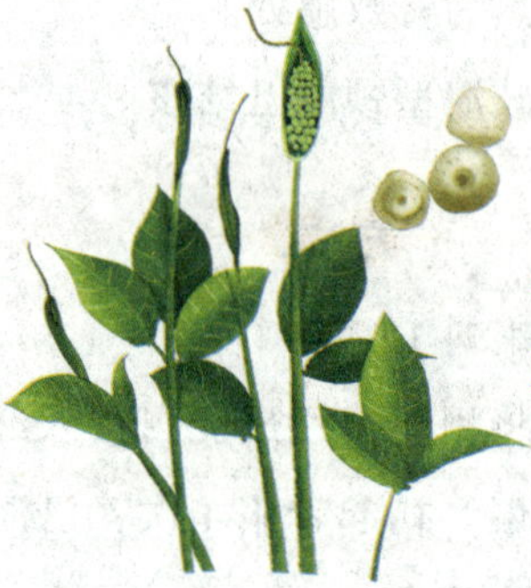

半夏

方四

组成： 新鲜野葡萄根适量。

用法： 将新鲜野葡萄根之内皮切碎，捣烂，加入适量食醋拌匀。外敷于患处，每日 2 次。

主治： 急性乳腺炎。

破伤风

病症

破伤风是破伤风梭菌经由皮肤或黏膜伤口侵入人体导致感染所引发的一种疾病。多数患者的症状表现为牙关紧闭、全身性肌肉痉挛和强直性痉挛等。

常用良方

方一

组成：鸡矢白（白鸡屎）3~9 克。

用法：以烧酒冲服。

主治：破伤风。

方二

组成：槐角 30 克。

用法：炒，研末。水、黄酒各半冲服。

主治：破伤风。

方三

组成：鲜松树根 2 尺。

用法：以火烧一端，用碗或瓶盛接另一端滴下的汁液，搽于患处。

主治：破伤风。

方四

组成：大河蟹 1 只。

用法：大河蟹去壳，捣烂。用黄酒冲服，出微汗。

主治：破伤风。

方五

组成：蝉蜕 500 克。

用法：焙干研末。每次以黄酒调服 45~60 克，每日服 2 次。

主治：破伤风。

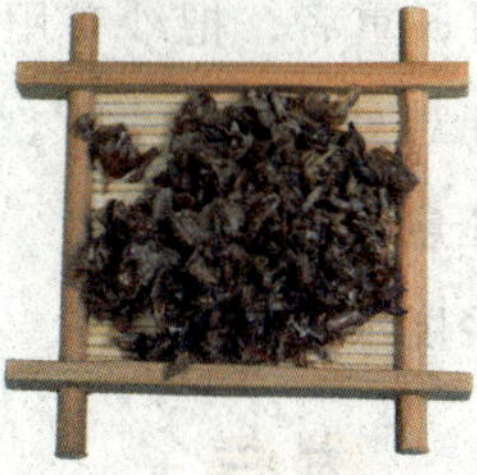

蝉蜕

烫烧伤

病症

烧烫伤大多是由火焰、热油、沸水以及强酸强碱对人体造成的急性损伤。轻度烧烫伤表现为皮肤发红、疼痛，严重的则会出现水疱、皮肤破溃，甚至危及生命。

常用良方

方一

组成： 鲜大蓟 4 棵。

用法： 大蓟洗净，切碎，捣烂取汁，加食油调成糊状，涂敷伤处。每天 3 次。

主治： 烧烫伤。

方二

组成： 生姜适量。

用法： 取上药，捣烂榨汁。用药棉蘸姜汁敷于患处。轻者，用药 1 次即可；重者，把纱布用姜汁浸湿敷于患处 24~48 小时。结痂脱落后痊愈。

主治： 轻度水、火烫伤。

方三

组成： 鲜山茶花适量。

用法： 山茶花阴干，研末，用香油调匀，敷于伤处。每天 1 次。

主治： 烧烫伤。

方四

组成： 鲜芦荟叶适量。

用法： 将上药洗净，捣烂，绞汁涂患处。每日数次。

主治： 轻度烧烫伤。

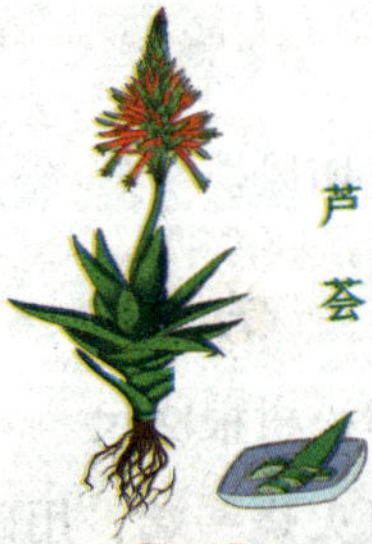

芦荟

方五

组成： 梧桐花适量。

用法： 梧桐花研末，用香油调敷患处。每天 2 次。

主治： 烧烫伤。

妇科疾病土单方

妇科疾病是指女性生殖系统的疾病，涵盖外阴、阴道、子宫、卵巢、输卵管等器官的病变。其特点是病因多样，可能与激素水平、感染或生理变化相关，常表现为月经异常、疼痛等症状。

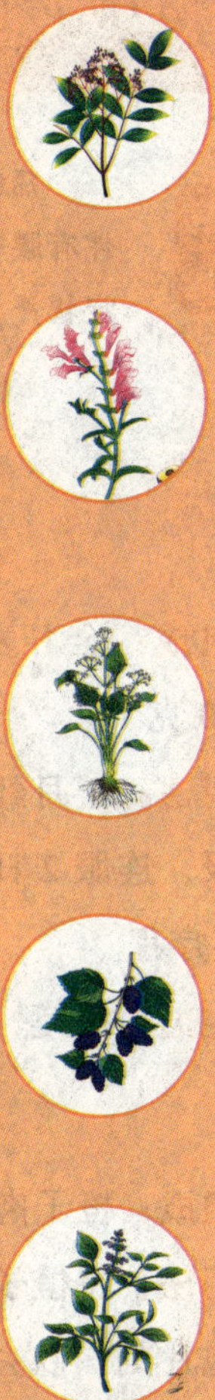

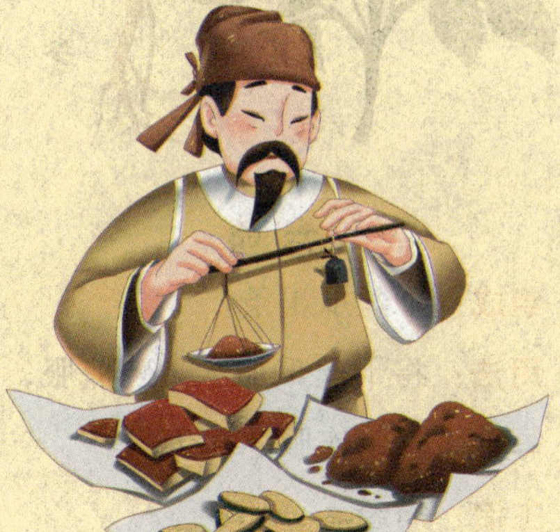

痛经

病症

痛经是指行经前后或月经期间出现的下腹部疼痛、坠胀的症状，常伴有腰部酸痛的症状，有时也会有其他不适，如恶心、呕吐、出冷汗等。症状严重者会影响工作和生活。

常用良方

方一

组成：全荞麦根 50 克（鲜品用 70 克）。

用法：于月经来潮前日 1 剂水煎服，连服 2 日。两个月经周期为 1 疗程。

主治：痛经。

方二

组成：橙子肉 250 克。

用法：将橙子肉切碎，用清水浸泡片刻，以去其酸味，然后加水煎沸 3 分钟，候温，调入蜂蜜即成。每日 1 剂。

主治：气滞血瘀、偏于气滞型痛经。

方三

组成：丹参 100 克。

用法：将丹参浸泡于酒内，20 天后即可服用。在月经来潮前适量饮服。

主治：行经腹痛。

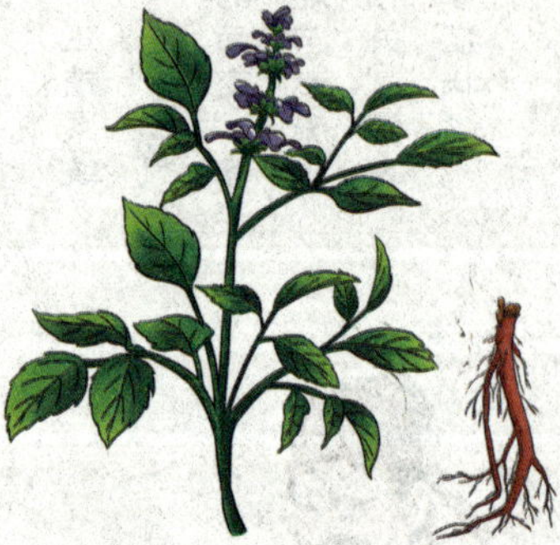

丹参

方四

组成：干丝瓜 1 条。

用法：将干丝瓜加水 1 碗煎服，每日 1 次，连服 3~4 天。

主治：痛经。

月经不调

病症

月经不调是常见的妇科问题，主要表现为月经周期紊乱，出血期延长或缩短，或者月经量异常，过多或过少。月经不调可能会影响女性生育能力。

常用良方

方一

组成：益母草 15~20 克。

用法：取上药用水煎服，每日 1 剂，连服 1 周。

主治：月经不调。

方二

组成：藕节 500 克。

用法：将藕节焙干研为末。每日 3 次，1 次 3 克，用白酒送服。

主治：月经不调。

方三

组成：生山楂肉 50 克。

用法：山楂水煎去滓，冲入红糖，热饮。非妊娠者多服几次，经血亦可自下。

主治：月经错后。

方四

组成：玫瑰花 3~9 克。

用法：将上药水煎，加入适量黄酒、红糖后服下，每日 1 剂。

主治：月经不调。

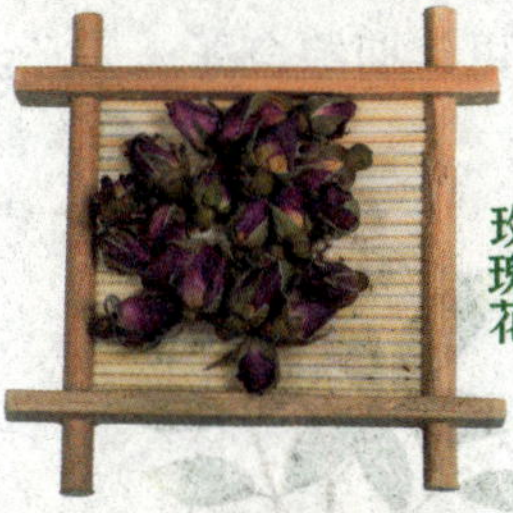

玫瑰花

方五

组成：鸡蛋 2 个。

用法：红糖加水少许，水开后打入鸡蛋至半熟即成。应在月经干净后服用，连用 2 或 3 次，每天 1 次。

主治：月经不调、血虚。

更年期综合征

病症

更年期综合征是指女性绝经前后期间因性激素波动或减少而造成的一系列躯体及精神心理症状。症状为月经紊乱、失眠、多虑、抑郁、易怒、头痛等。

常用良方

方一

组成： 吴茱萸适量。

用法： 将上药研为细末，将肚脐消毒后填满药粉，外用胶布固定。每3日换药1次，6次为1疗程。

主治： 更年期综合征。

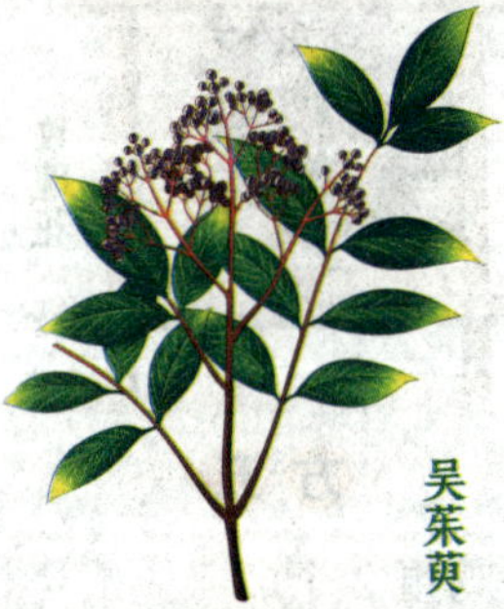

吴茱萸

方二

组成： 生黄芪（选里外坚实、色黄微绿者）适量。

用法： 取整条黄芪洗净，刮皮，浸入米泔水中泡一夜，次日炙干后研为细末，用醋糊为绿豆大小的药丸，晾干后每日空腹温开水送下70丸，早、晚各服1次。

主治： 更年期综合征。

方三

组成： 鲜桑葚500克。

用法： 将桑葚拣杂，洗净捣烂，与冰糖共置锅内，加水煮沸后改用文火熬炼成膏，候冷，装瓶备用。每次服1汤匙，每日2次，用温开水冲服。

主治： 更年期综合征。

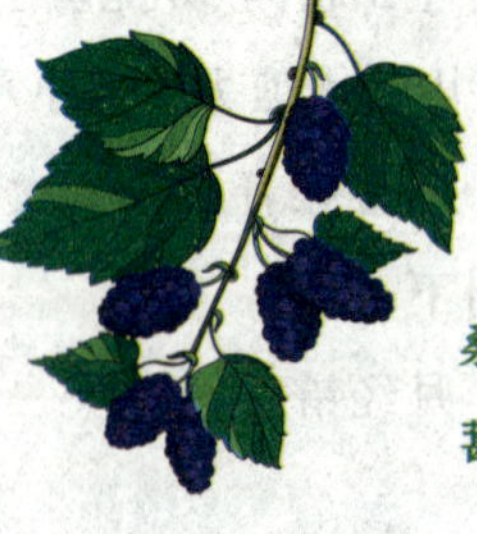

桑葚

妊娠剧吐

病症　妊娠剧吐又叫妊娠恶阻，是指妊娠早期出现较重的恶心呕吐的现象，是常见的早孕反应。主要症状为呕吐酸水或苦水、打嗝叹息、嗜睡等。

常用良方

方一

组成： 缩砂仁适量。

用法： 研为细末。每次服 6 克，加入生姜自然汁少许，沸汤调，不拘时服。

主治： 妊娠剧吐。

方二

组成： 鲜鲤鱼 1 条。

用法： 去鳞及内脏，将砂仁米 6 克、生姜末 15 克共纳鱼腹内，然后用豆粉封鱼腹切口，蒸熟即可。每日 1 次，连食 4 次。

主治： 妊娠剧吐。

方三

组成： 黄芩 30~45 克。

用法： 每天 1 剂，用水煎至 200~400 毫升，分次频服。

主治： 妊娠剧吐。

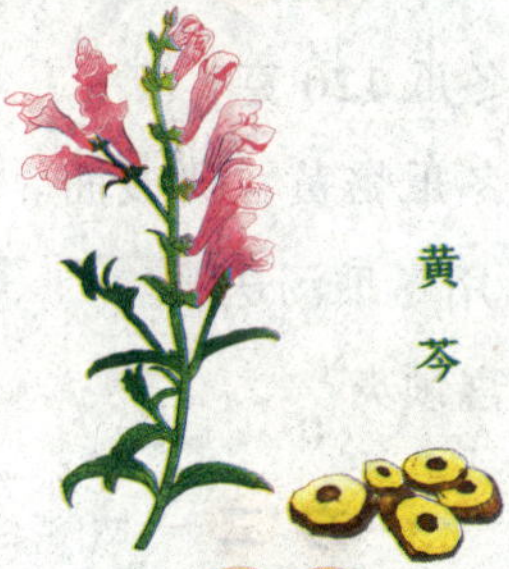

方四

组成： 鲜柠檬 500 克。

用法： 将上药去皮、核，切块后用 250 克白糖渍 1 日，放入锅内文火熬至汁快干时，随意食用（若嫌太酸，可拌少许白糖）。

主治： 妊娠剧吐。

方五

组成： 丹参 30 克。

用法： 将上药水煎，频频饮服。

主治： 妊娠剧吐。

子宫颈炎

病症

子宫颈炎是子宫颈部位的炎症，其特征是宫颈充血、水肿，严重时可能伴有糜烂或溃疡。常见症状包括白带增多、异味、性交后出血、下腹坠痛和尿频尿急。

常用良方

方一

组成： 冬瓜 120 克。

用法： 冬瓜焙黄，研成面。每次 15 克，用冬瓜汤送服。

主治： 宫颈炎。

方二

组成： 白扁豆 250 克。

用法： 白扁豆炒后研末。每日 2 次，每次 16 克，米汤送服。

主治： 宫颈炎。

方三

组成： 冬瓜子 25 克。

用法： 冬瓜子炒熟，研为末。用米汤调服，每次服 6 克。

主治： 宫颈炎。

方四

组成： 五倍子 60 克。

用法： 研极细粉末，加水适量，放器皿中炖热搅成糊状，涂患处。

主治： 宫颈炎。

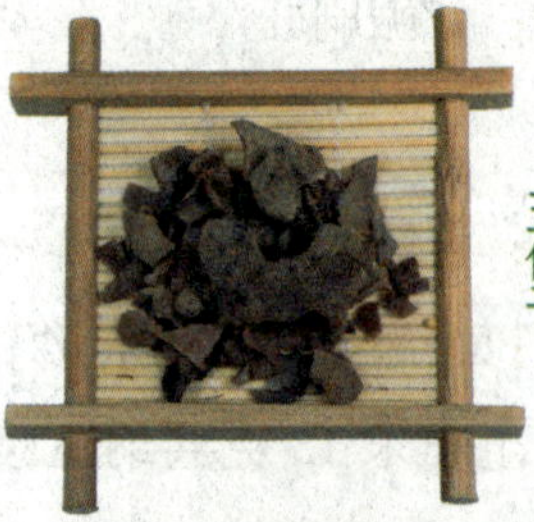

五倍子

方五

组成： 新鲜无花果叶适量。

用法： 将新鲜无花果叶用 1 盆水煎至半盆，趁热坐浴，每天 1 次。

主治： 宫颈糜烂。

盆腔炎

病症 盆腔炎是指女性生殖器官、子宫周围结缔组织及盆腔腹膜的炎症，主要包括子宫内膜炎、输卵管炎、输卵管卵巢脓肿、盆腔腹膜炎等。

常用良方

方一

组成：绿豆芽450克。

用法：先将绿豆芽洗净，然后捣碎，取汁兑入白糖，调匀饮服。每天1剂。

主治：盆腔炎。

方二

组成：鲜马齿苋120克。

用法：将马齿苋洗净捣烂取汁，在汁液中加入鸡蛋清调匀，蒸熟后1次服下。每天1~2剂。

主治：盆腔炎。

方三

组成：冬瓜子仁30克。

用法：将冬瓜子仁研末，放入碗中，然后加入适量冰糖，用开水冲服。每天2剂。

主治：盆腔炎。

方四

组成：泽泻10克。

用法：将泽泻研末，然后调入煮熟的粳米粥内，加火煮沸即可。每天1剂，分2次服。

主治：盆腔炎。

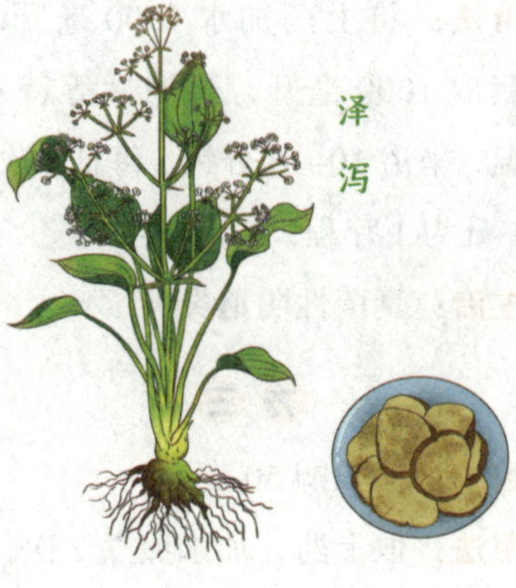

阴道炎

病症

阴道炎是指各种原因导致的阴道炎症，在各年龄段均可发病，其主要的症状表现为阴道分泌物异常，外阴瘙痒、疼痛、灼热等。

常用良方

方一

组成： 仙鹤草（茎叶）120 克。

用法： 将上药加水 1000 毫升，煎成 100 毫升，用棉球蘸取擦拭阴道。每日 1~2 次。

主治： 滴虫性阴道炎。

方二

组成： 虎杖根 100 克。

用法： 将上药加水 1500 毫升，煎取 1000 毫升，过滤后等待水温，坐浴 10~15 分钟。每日 1 次，7 日为 1 疗程。

主治： 真菌性阴道炎。

方三

组成： 徐长卿 50 克。

用法： 取上药，加水煎煮 2 次，每次取 500 毫升药汁，混合在一起，变温后熏洗患处。每日早、晚各 1 次，10~15 日为 1 疗程。

主治： 真菌性阴道炎。

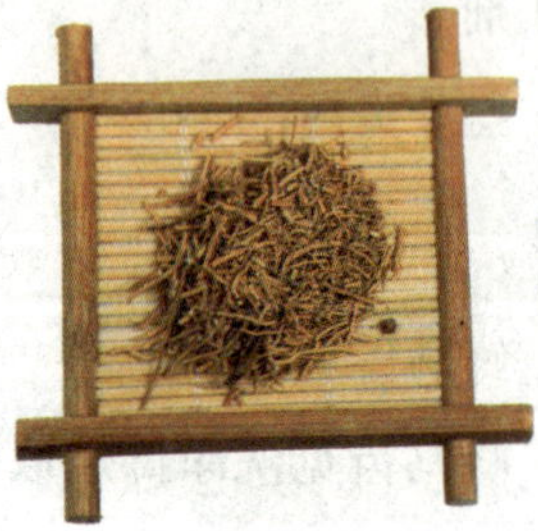

徐长卿

方四

组成： 冬花 10 克。

用法： 冬花晒干研为细末，装入瓶中，用时取出撒入阴道中。每日用药 2 次，连续用药 15 天。

主治： 阴道炎。

儿科疾病土单方

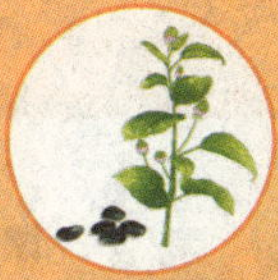
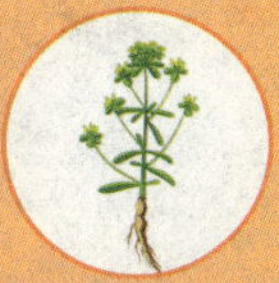
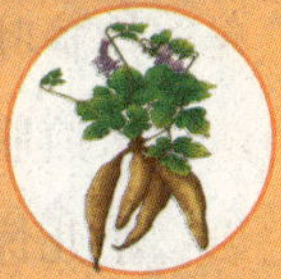
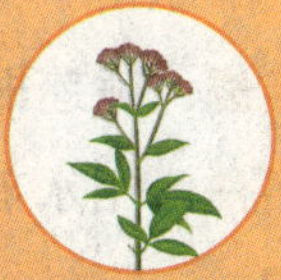
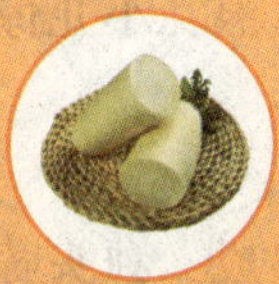

儿科疾病是指儿童从出生到青春期期间发生的疾病，涵盖先天性疾病、感染性疾病、生长发育问题等。其特点是病因多样，与儿童免疫系统未完全发育、生长发育特点等密切相关。

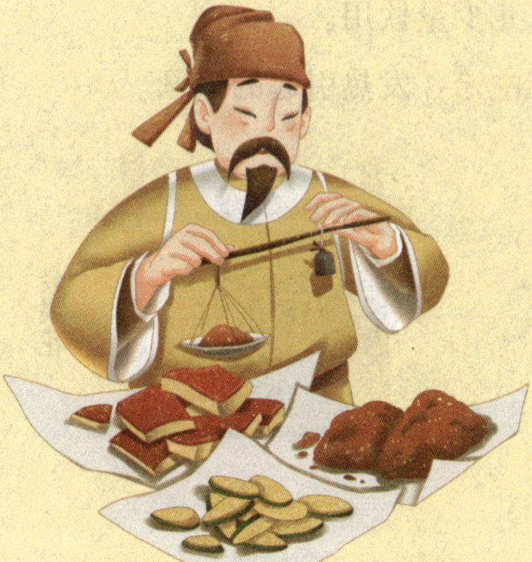

小儿惊厥

病症 惊厥又称惊风，由多种原因使脑神经功能紊乱所致，以6岁以下儿童多见，尤多见于婴幼儿。症状为全身性或局限性抽搐，如凝视、面肌抽搐、呼吸不规则等。

常用良方

方一

组成：钩藤叶9克。

用法：水煎服。

主治：小儿惊厥。

方二

组成：睡莲根1克。

用法：用水煎，每日可分2次服用。

主治：小儿惊厥。

方三

组成：独头蒜适量。

用法：切片。安脐上，以艾灸之，口中感觉有蒜味者止。

主治：小儿惊厥。

方四

组成：生姜适量。

用法：将生姜捣碎，敷在小儿的脚心（涌泉穴），用纱布固定。

主治：小儿惊厥。

方五

组成：金银花适量。

用法：金银花煮水，待凉后给小儿少量饮用。

主治：发热引起的惊厥。

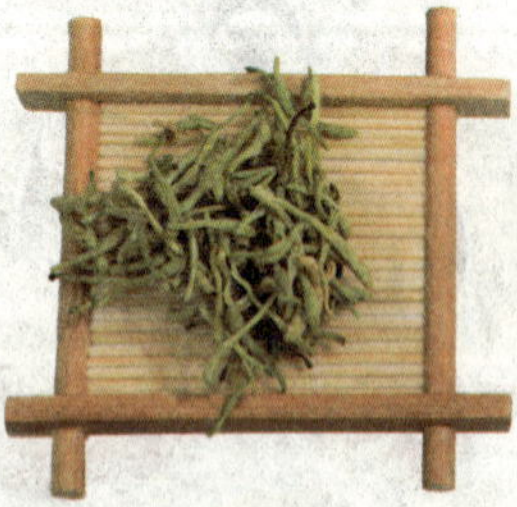

金银花

小儿厌食症

病症 小儿厌食症以较长时间的食欲减退甚至消失为主要症状。长期厌食会使儿童营养摄入不足，影响生长发育，导致身体抵抗力下降，容易生病。

常用良方

方一

组成：鸭梨3个。

用法：洗净，连皮切碎，去心，加入适量水，文火煎煮30分钟，捞出梨块，再加入洗净粳米50克，煮成梨粥。每日吃2~3次。

主治：小儿津液不足而厌食。

方二

组成：苹果1个。

用法：将苹果洗净去皮，切片，放碗内加盖，放入锅中蒸熟，捣烂如泥。喂食。

主治：小儿厌食。

方三

组成：葡萄干适量。

用法：每日2次，每次15~30粒，或鲜葡萄汁5~10毫升，每日3次。

主治：小儿厌食。

方四

组成：韭菜籽9克。

用法：将上药研末，调入面粉和匀，制成饼后蒸熟。每日分3次服用，连服3~5日。

主治：小儿厌食。

方五

组成：生栀子9克。

用法：将上药研为细末，加面粉、鸡蛋清调成3个饼，分别敷在肚脐和两足心，外贴胶布固定。

主治：食积化热的厌食症。

小儿遗尿

病症 儿童遗尿症是指儿童在睡眠时排尿在床上，尿湿床单却不会因此醒来的病症。该病有遗传倾向，常由大脑皮质发育延迟、睡眠过深、心理因素及遗传因素所引起。

常用良方

方一

组成：猪小肚1个。

用法：将猪小肚切开洗净，将糯米放入猪小肚内蒸熟，加盐少许。分多次食用，每日2次。

主治：小儿遗尿。

方二

组成：玉竹60克。

用法：将玉竹洗净后切成片，水煎服。饭前服用。

主治：小儿遗尿。

方三

组成：丁香3粒。

用法：将上药研为细末，加上适量米饭一起捣成饼，贴在患儿的神阙穴。

主治：小儿遗尿。

方四

组成：补骨脂30克。

用法：将上药炒后研为细末，每次服用3克，热汤调下。

主治：小儿遗尿。

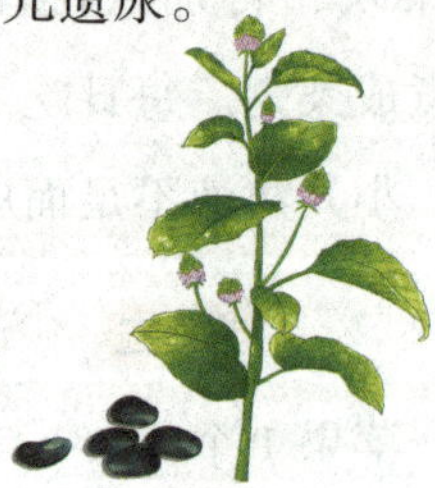

补骨脂

方五

组成：生麻黄适量。

用法：将上药水煎1次，去除药沫，临睡前服用。5~7岁患儿每剂用3克，8~15岁患儿每剂用5克，15岁以上患儿每剂用10克。

主治：小儿遗尿。

小儿百日咳

病症

百日咳是一种由百日咳杆菌引起的急性呼吸道传染病。症状为阵发性、痉挛性咳嗽和鸡鸣样吸气声，病程较长，可达数周至数月，因此得名“百日咳”。

常用良方

方一

组成： 百部 10 克。

用法： 每日 1 剂，水煎服，连服 5~8 天。

主治： 小儿百日咳。

方二

组成： 罗汉果 20 克。

用法： 将上药加水煮沸，5 分钟后再放入 1 克绿茶，稍温后分 3~5 次服下，每日 1 剂。

主治： 小儿百日咳。

方三

组成： 芦荟叶适量（2~3 岁的幼儿选 18~21 厘米长的 1 片，不满周岁的幼儿酌减）。

用法： 将上药放入锅中，加入适量冰糖或白糖煎煮，去渣取汁服用。每日 1 剂。

主治： 小儿百日咳。

方四

组成： 佩兰适量（1~3 岁取 30 克，3~5 岁取 45 克，5 岁以上酌加）。

用法： 将上药水煎，分 2 次服下，每日 1 剂。

主治： 小儿百日咳。

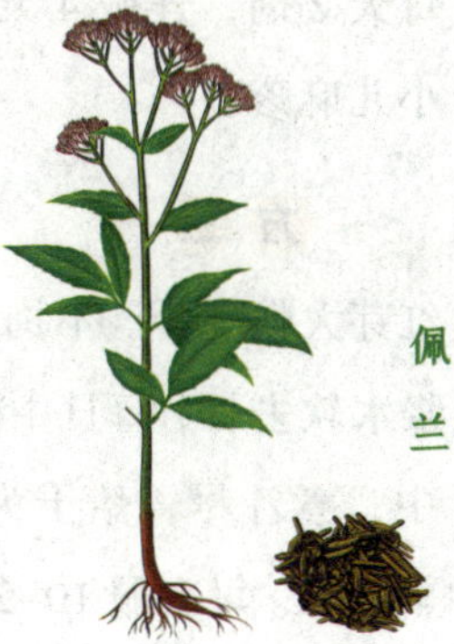

佩兰

小儿麻疹

病症

小儿麻疹是一种由麻疹病毒引起的高度传染性急性呼吸道疾病。症状为高热、咳嗽、流涕、结膜炎、口腔内柯氏斑以及全身性红色斑丘疹。

常用良方

方一

组成：鲜香菜适量。

用法：用沸水浸泡后绞汁，每日口服 2~3 次。也可用干净布蘸药液擦面部、颈项及手足等处。

主治：小儿麻疹。

方二

组成：萝卜籽 6 克。

用法：将萝卜籽研碎，用小米汤冲服。每天 2 剂，连服 4 天。

主治：小儿麻疹。

方三

组成：红芽大戟(阴干)不拘多少。

用法：浆水软去骨，每日中曝干，复纳汁中，煮汁尽，焙干为末，水丸如粟米大。每次服 10~20 丸，研芝麻汤下，吐利止。无时。

主治：小儿麻疹。

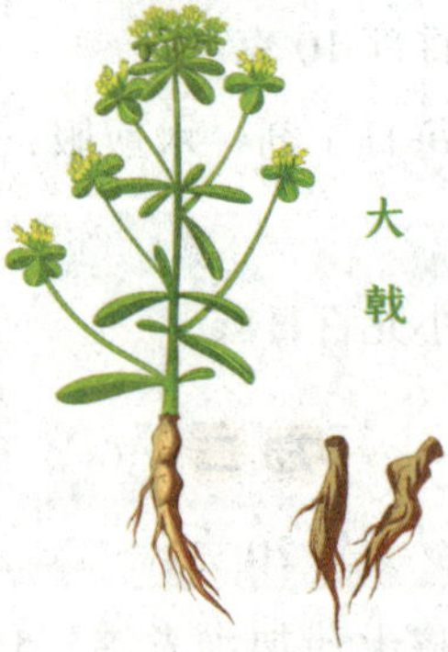

大戟

方四

组成：荸荠或芦根适量。

用法：煮水代茶饮。

主治：小儿麻疹。

方五

组成：丝瓜络 9 克。

用法：煎汤服，每日 1 剂，连服 4 天。

主治：小儿麻疹。

小儿风疹

病症

小儿风疹是由风疹病毒引起的一种急性传染病。症状为轻度发热、全身红色斑丘疹、淋巴结肿大（尤其是耳后和颈部），部分患儿可能伴有咳嗽、流涕和结膜炎等。

常用良方

方一

组成：鲜荠菜 50 克。

用法：洗净，放入锅内加水烧开服用。

主治：小儿风疹。

方二

组成：白菜根 150 克。

用法：洗净，放入锅内，加水烧开即可饮用。

主治：小儿风疹。

方三

组成：大萝卜适量。

用法：用水洗净，切成丝，将饴糖 3 匙倒入萝卜丝内拌匀腌 1 夜，次日取汁饮用。

主治：小儿风疹。

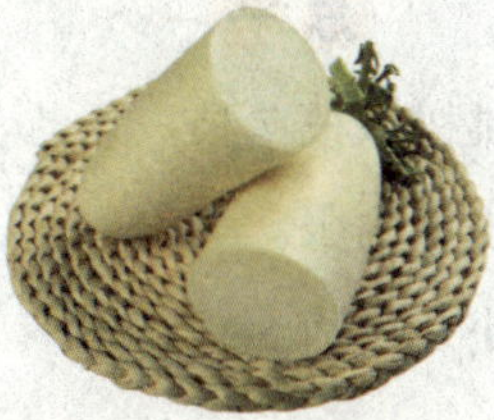

大萝卜

方四

组成：紫背浮萍 200 克。

用法：煎水洗浴。

主治：小儿风疹。

方五

组成：新鲜枫叶 1 大把。

用法：清水煎浓汁，趁热洗患部。每天 1 次，连洗 3 天。

主治：小儿风疹。

小儿夜啼

病症 小儿夜啼是指婴儿白日嬉笑如常而能入睡，入夜则啼哭不安，或每夜定时啼哭，甚至通宵达旦，少则数日，多则经月，故又称夜啼。

常用良方

方一

组成： 桃树嫩枝 7 枝。

用法： 水煎内服。

主治： 小儿夜啼。

方二

组成： 灯心草 5 克。

用法： 烧灰，涂在母亲的乳房上，让孩子吃。

主治： 小儿夜啼。

方三

处方： 地龙 2~3 条。

用法： 将上药捣烂。敷在脐上，用纸盖好，一夜即好。

主治： 小儿夜啼。

方四

组成： 葛根粉 7 ～ 8 克。

用法： 置开水中使溶解，加蜂蜜热服。

主治： 小儿夜啼。

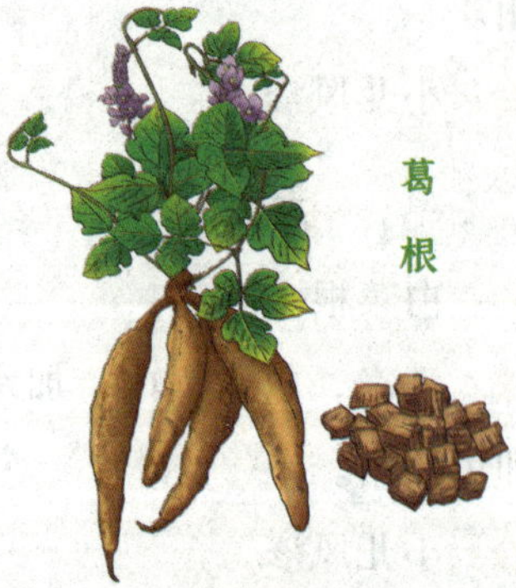

葛根

方五

组成： 五倍子 30 克。

用法： 将五倍子烧存性研末，用乳母口水调作饼。外贴患儿脐部，以布缚定。

主治： 小儿夜啼。

五官科疾病土单方

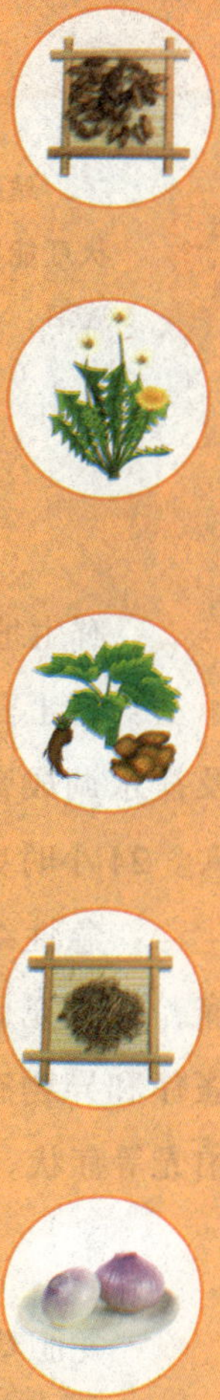

五官科疾病是指涉及眼、耳、鼻、喉、口腔等器官的疾病。其特点是病因多样，常表现为局部疼痛、功能障碍或感觉异常，多影响呼吸、吞咽、视觉、听觉等重要功能。

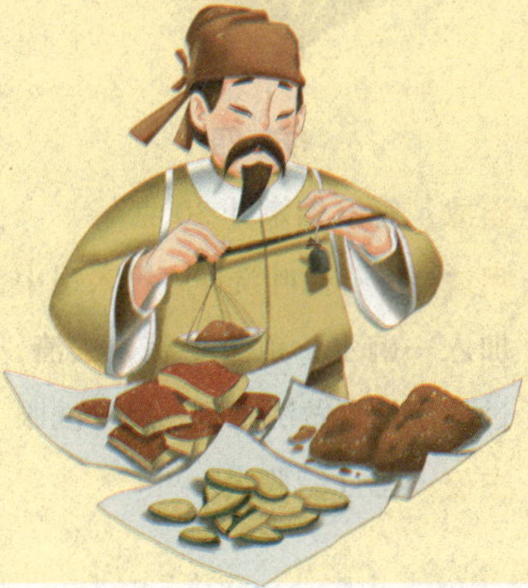

结膜炎

病症 结膜炎是一种发生于结膜组织的炎症性疾病。不同类型的结膜炎症状可能有所不同，大体上表现为结膜充血、发红，常伴有眼痒、异物感、流泪、分泌物增多等。

常用良方

方一

组成： 鲜生地 30 克。

用法： 将上药捣烂，加少量白面及盐水调成膏状，敷于足底涌泉穴。24 小时更换 1 次。

主治： 急性结膜炎，眼睑红肿疼痛，结膜充血，分泌物增多，有瘙痒和异物感，重者有烧灼感、怕光等症状。

方二

组成： 龙胆草 15 克。

用法： 将上药洗净，加 250 毫升水煎制，加入适量盐清洗眼部。每日 3~4 次。

主治： 急性结膜炎。

方三

组成： 蒲公英 120 克。

用法： 将上药用水煎，趁热熏洗眼睛。

主治： 结膜炎。

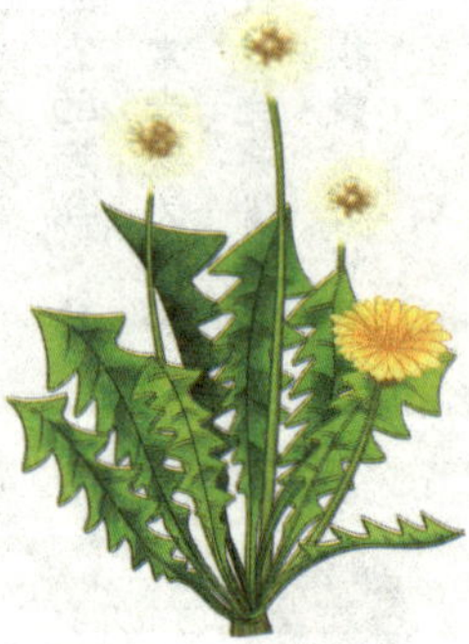

蒲公英

方四

组成： 鲜石榴嫩叶 30 克。

用法： 将石榴叶洗净，置入锅中，加入一碗水，煎至半碗，去渣，过滤澄清，做洗眼剂，反复洗眼。

主治： 急性结膜炎。

耳鸣

病症

耳鸣是一种常见的耳部异常现象，指在没有外界声音刺激的情况下，人耳主观感受到的声音，如嗡嗡声、蝉鸣声、嘶嘶声等。多由压力、疲劳、噪声等引起。

常用良方

方一

组成： 路路通 15 克。

用法： 将上药用水煎，频服。

主治： 耳鸣。

方二

组成： 葵花子壳 15 克。

用法： 将葵花子壳放入锅中，加 1 杯水煎服。每日服 2 次。

主治： 耳鸣。

方三

组成： 新鲜连根仙鹤草 150 克。

用法： 将上药加水浓煎频饮，每日 1 剂。

主治： 链霉素所致的耳失聪。

方四

组成： 生草乌 15 克。

用法： 将上药浸入 50 毫升 75% 酒精中，一周后每天滴耳 1~2 次，每次 2~3 滴。

主治： 神经性耳鸣。

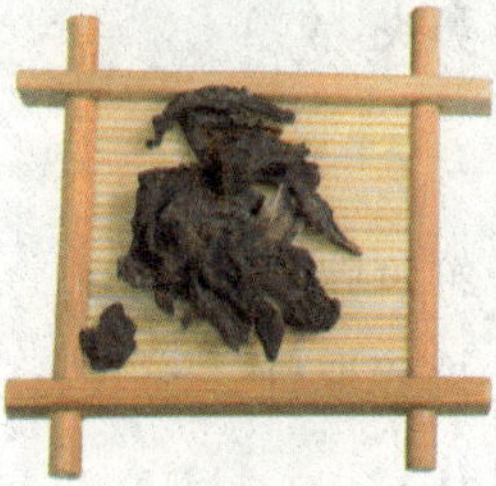

草乌

方五

组成： 鲜石菖蒲适量。

用法： 将上药捣烂，用细纱布滤汁。每次滴耳 1~2 滴，每日 5~6 次。

主治： 耳鸣及听力下降。

鼻炎

病症

鼻炎是鼻腔黏膜和黏膜下组织炎症，有急性和慢性两种。常见症状为鼻塞、流涕（清涕或脓涕）、打喷嚏、鼻痒、嗅觉减退，可能伴有头痛或面部压迫感。

常用良方

方一

组成： 芝麻油适量。

用法： 芝麻油滴入每侧鼻腔 3 滴，每日 3 次。

主治： 鼻炎。

方二

组成： 鲜鱼腥草适量。

用法： 捣碎取汁，滴入鼻中。每日 2~4 次。

主治： 鼻炎。

方三

组成： 牡丹皮 100 克。

用法： 将上药与 1000 毫升水煮沸 15 分钟，取汁、挤渣，过滤后每晚服用 50 毫升，连服 10 次为 1 疗程。

主治： 过敏性鼻炎。

方四

组成： 苍耳子 50 克。

用法： 将苍耳子轻轻捶破，放入小铝杯中，加入麻油 50 克，用文火煮沸，去苍耳子。待油冷后，装入干燥清洁的玻璃瓶内备用。用时取消毒小棉签少许蘸油，涂于鼻腔内，每日 2~3 次，2 周 1 疗程。

主治： 慢性鼻炎。

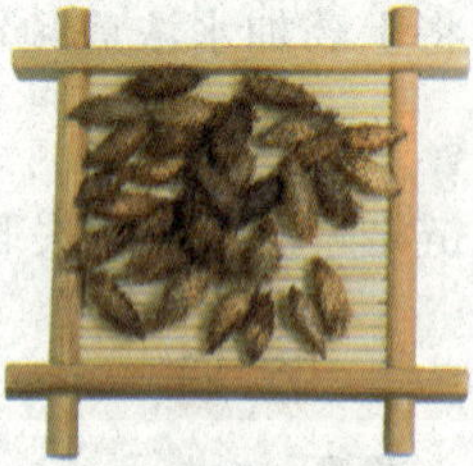

苍耳子

咽喉炎

病症

咽喉炎是咽喉部位的炎症，通常由病毒或细菌感染、环境刺激引起。症状为咽喉疼痛、干燥、灼热感、吞咽困难、声音嘶哑，可能伴有咳嗽、发热或淋巴结肿大。

常用良方

方一

组成：鲜蔷薇根 100 克。

用法：洗净泥土，切成块，煎汁频饮，2 小时内服完。

主治：急性咽喉炎。

方二

组成：点地梅 30 克。

用法：与水同煎后，取 300 毫升，早、中、晚各含服 100 毫升（即每次将煎好的汤药饮含于口中约 1 分钟，然后咽下），每日 1 剂。

主治：咽喉炎。

方三

组成：万年青叶 3~5 片。

用法：将鲜万年青叶捣汁，加醋混匀，入口频频含咽。

主治：咽喉肿痛。

方四

组成：鲜酢浆草全草 40 克。

用法：将其加水煎服，代茶饮用。

主治：咽喉炎。

方五

组成：鲜洋葱 200~250 克。

用法：捣烂取汁，加米醋，搅匀，缓缓咽下。

主治：急性咽喉炎。

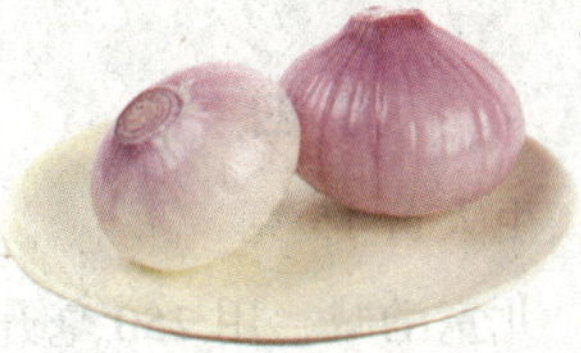

洋葱

扁桃体炎

病症

扁桃体炎通常由病毒或细菌感染引起。常见症状为咽喉剧烈疼痛、吞咽困难、发热、头痛、扁桃体红肿，可能伴有白色或黄色分泌物、颈部淋巴结肿大。

常用良方

方一

组成：大青叶 30 克。

用法：用水煎服，每日 1 剂。

主治：扁桃体炎。

方二

组成：地苦胆 10 克。

用法：开水泡服，每日 1 剂。

主治：扁桃体炎。

方三

组成：鲜芝麻叶 5~7 片。

用法：嚼烂，慢慢咽下，每天 1 次。

主治：扁桃体炎。

方四

组成：生大黄 15 克。

用法：儿童酌减，用 250 毫升开水冲泡，待温后慢慢下咽。每隔 2 小时冲泡 1 次，每日 4 次，每日 1 剂。

主治：扁桃体炎。

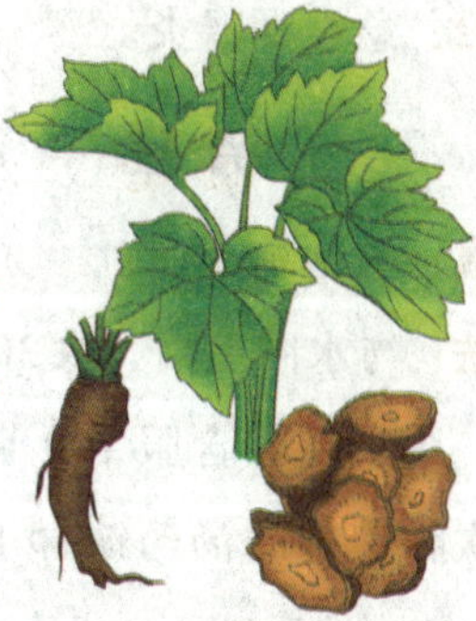

大黄

方五

组成：杨桃（洗净）适量。

用法：每天食 5~6 个。

主治：扁桃体炎。

口臭

病症

口臭主要是由口腔局部疾患导致的，通常也是某些严重系统性疾病的口腔表现，如龋齿、牙周炎、牙龈炎等口腔疾病，都容易使口腔内细菌滋生，从而导致口臭。

常用良方

方一

组成：莲芯 3 克。

用法：开水冲泡，每日 1 剂。

主治：口臭。

方二

组成：荷叶 5 ~ 8 克。

用法：取适量荷叶放入杯中，以沸水冲泡，待凉，代茶饮。每日 2 剂。

主治：口臭。

方三

组成：公丁香（未开放的花蕾）2 粒。

用法：将公丁香时时含于口中。

主治：口臭。

方四

组成：细辛 3 ~ 5 克。

用法：口含少许，口臭可除。

主治：口臭。

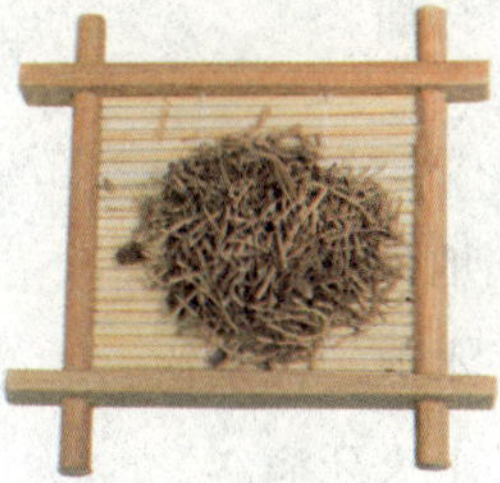

细辛

方五

组成：茶叶适量。

用法：取茶叶置于口中，细细咀嚼，能暂除口臭。每日数次。

主治：口臭。

牙痛

病症

牙痛是一种常见的口腔问题，引发牙痛的原因有很多，例如牙龈炎、牙周炎、龋齿或牙断裂等。牙痛会伴随牙龈肿胀、面颊肿胀、口渴、口臭、咀嚼困难等。

常用良方

方一

组成：芒硝3克。

用法：上药为1次量，置于患处，含化服。

主治：牙痛。

方二

组成：地骨皮50克。

用法：水煎，代茶饮。

主治：上火牙痛。

方三

组成：大戟适量。

用法：将上药放在牙痛处，咬定。

主治：牙痛。

方四

组成：荔枝1个。

用法：连壳烧成灰，研末擦牙。

主治：牙痛。

方五

组成：仙人掌30克。

用法：将仙人掌去皮刺洗净，入铁锅内，加500毫升水，煮沸20分钟，趁热喝汤。可同时将煎过的仙人掌服食，效果更佳。

主治：牙痛。

方六

组成：松柏叶子适量。

用法：洗净后用砂锅加水煎煮一会儿，然后取汁水。每天含服和吞服3次。即先服、后含服各两汤匙。

主治：牙痛。

皮肤科疾病土单方

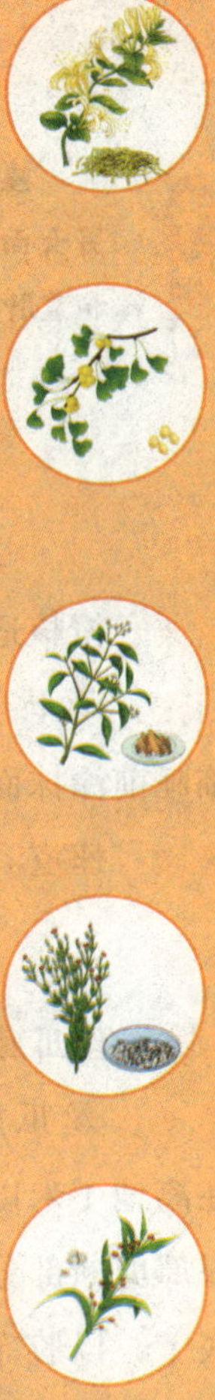

皮肤科疾病是指涉及皮肤、毛发、指甲及黏膜的疾病。其特点是病因多样，常表现为皮疹、瘙痒、疼痛、脱屑或色素改变，可能影响外观和生活质量。

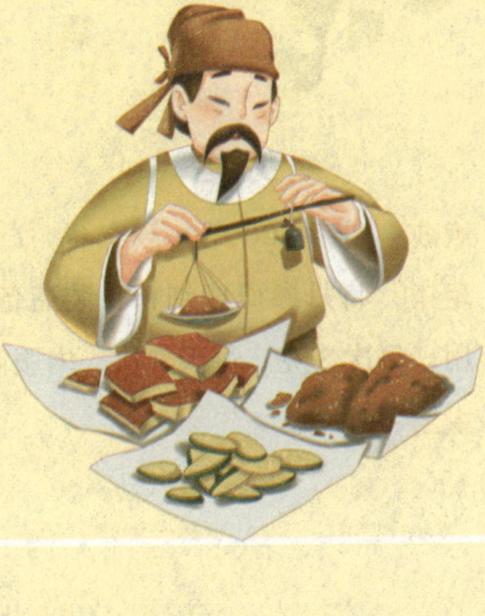

痤疮

病症

痤疮是常见于青春期的一种毛囊、皮脂腺的慢性炎症，多发于青年男女面、胸、背部。主要症状为白头粉刺、黑头粉刺、脓疱、皮肤结节和囊肿，炎症明显时或有疼痛。

常用良方

方一

组成： 橙核适量。

用法： 晒干，研极细，以水调。临睡前涂抹面部，次日晨起洗掉。

主治： 痤疮。

方二

组成： 丝瓜藤水适量。

用法： 丝瓜藤生长旺盛时期，在离地1米以上处将茎剪断，把根部剪断部分插入瓶中（勿着瓶底），以胶布护住瓶口，放置1昼夜，藤茎中有清汁滴出，即可得丝瓜藤水擦患处。

主治： 痤疮。

方三

组成： 白果适量。

用法： 将药洗净，切开，绞汁，取汁频涂患部，干后再涂，直至汁尽。每日用2～3粒。

主治： 痤疮。

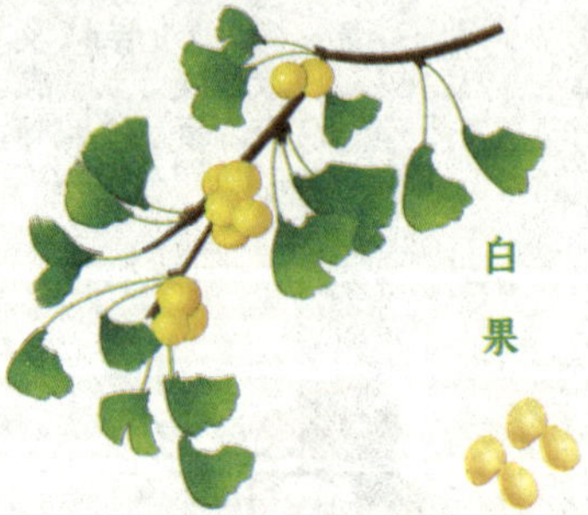

方四

组成： 丹参100克。

用法： 将丹参研成细粉，装瓶备用。每次3克，每天3次，内服。

主治： 痤疮。

湿疹

病症

湿疹是一种常见的慢性炎症性皮肤病，是由多种内外因素引起的皮肤炎症性反应。主要症状为皮肤干燥、红斑、瘙痒、丘疹、水疱、结痂等。

常用良方

方一

组成：马铃薯适量。

用法：将马铃薯捣成泥，用棉球蘸取涂擦患处。每日数次。

主治：湿疹。

方二

组成：徐长卿 31 克。

用法：上药加水煎煮，去渣。外洗患部。

主治：急性湿疹。

方三

组成：番薯鲜叶 1 握。

用法：洗净切碎，加适量食盐一同捣烂，水煎后待温洗患部，洗后用滑石粉或松花粉撒于患处。

主治：湿疹。

方四

组成：薏苡仁 30 克。

用法：将上药与 30 克粳米、2 克冰糖一同放入锅内，加入适量水煮成粥，佐餐食用。

主治：湿疹。

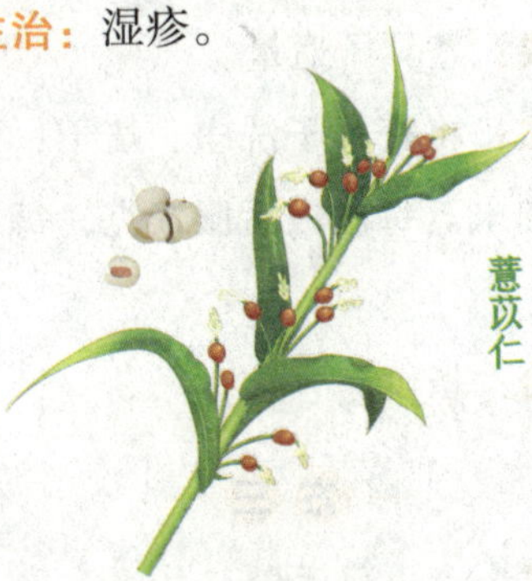

薏苡仁

方五

组成：明矾 15 克。

用法：将上药加 6 克食盐，用开水冲化，清洗患处。

主治：湿疹。

雀斑

病症

雀斑又名雀儿斑、雀子，是指皮肤暴露部位出现的褐色或淡褐色针头至黄豆大小的斑点，多见于女性，好发于面部，也可发生于颈部及手背部。

常用良方

方一

组成：鲜茄子适量。

用法：切成小片，涂搽面部。

主治：雀斑。

方二

组成：苍耳子适量。

用法：将苍耳子洗净、焙干，研成细末。每次饭后服3克，每日3次。

主治：雀斑。

方三

组成：赤小豆适量。

用法：置于锅中烤，然后研为粉末，与米糖混合，加入开水，饮用即可。

主治：雀斑。

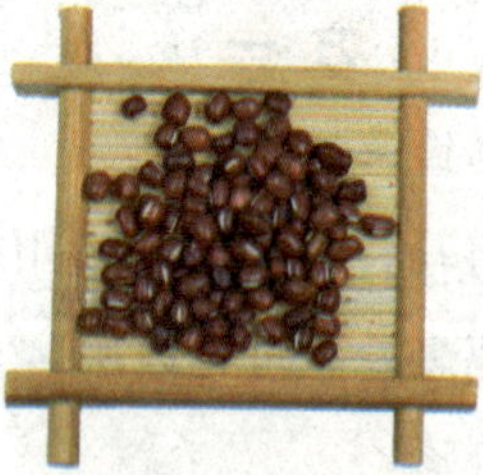
赤小豆

方四

组成：旋覆花适量。

用法：将旋覆花去杂质择干净，每日用冲泡旋覆花的水洗脸。

主治：雀斑。

方五

组成：鲜柠檬适量。

用法：将鲜柠檬榨成汁，涂抹在雀斑部位，10~15分钟后用清水洗净。

主治：雀斑。

白癜风

病症

白癜风是一种常见的后天性色素脱失性皮肤黏膜疾病，主要表现为皮肤出现白斑，白斑大小不一、形状不定，可出现在身体任何部位，常见于面部、颈部、手部等。

常用良方

方一

组成： 菟丝子25克。

用法： 将上药用50毫升的75%酒精浸泡7日，外搽患处。

主治： 白癜风。

方二

组成： 鲜生姜适量。

用法： 将上药捣烂后取汁，涂抹患处。

主治： 白癜风。

方三

组成： 蒺藜5克。

用法： 将上药研为细末，口服。每日2次。

主治： 白癜风。

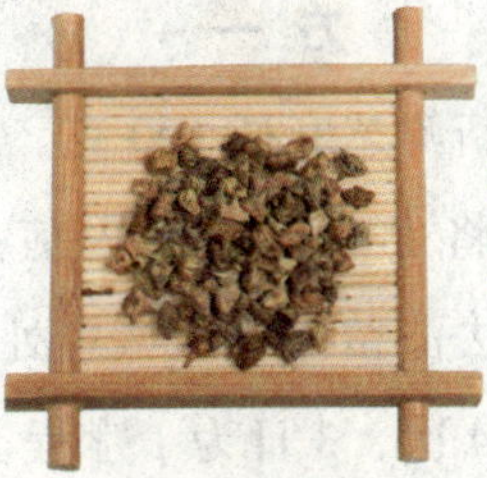

蒺藜

方四

组成： 无花果适量。

用法： 将上药洗净切细，用烧酒浸泡5日，外涂患处。每日3次。

主治： 白癜风。

方五

组成： 苍耳茎、叶、籽各等量。

用法： 将上药晒干研末，炼蜜为丸，口服。每次3克，每日3次。

主治： 白癜风。

荨麻疹

病症 荨麻疹俗称风疹块，主要表现为皮肤瘙痒、出现鲜红色或苍白色的风团，少数患者出现水肿型红斑，严重者风团蔓延成片，还会伴有恶心、呕吐、腹泻等症状。

常用良方

方一

组成： 新鲜芝麻秆 100 克。

用法： 将上药放入锅内煎煮 30 分钟，去渣留液，洗擦患处。每日 3 ~ 4 次，3 日为 1 疗程。

主治： 风热外袭型荨麻疹。

方二

组成： 蝉蜕 200 克。

用法： 将上药洗净风干，焙焦后研成细末，蜜炼为丸，每丸重 9 克。每次用温开水送下 1 丸，每日 2 次。

主治： 荨麻疹。

方三

组成： 新鲜青蒿叶 60 克。

用法： 将上药加适量水煎煮 30 分钟，去渣留液，趁热熏洗患处。1 日 3 ~ 4 次，3 日为 1 疗程。

主治： 胃肠湿热型荨麻疹。

方四

组成： 新鲜金银花 30 克。

用法： 将上药用水煎 3 次。分 3 次服用，每日 1 剂。

主治： 荨麻疹。

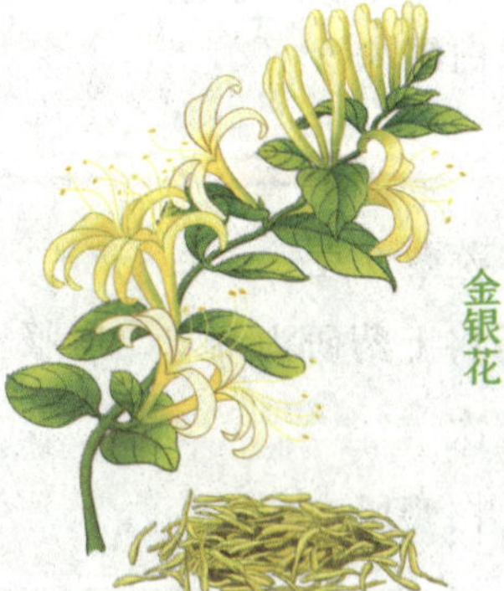

金银花

带状疱疹

病症 带状疱疹是一种由水痘－带状疱疹病毒引起的急性感染性皮肤病，症状为带状分布的成簇水疱，通常出现在身体的一侧或脸部一侧，常伴有刺痛、灼热感等。

常用良方

方一

组成： 升麻 30 ~ 50 克。

用法： 将上药浓煎取汁，用纱布蘸取药液湿敷患处。

主治： 带状疱疹。

方二

组成： 大叶金钱草适量。

用法： 将上药煅成灰，研成细末，加入适量香油调成糊，涂擦患处。每日 2~4 次。

主治： 带状疱疹。

方三

组成： 当归适量。

用法： 将上药烘干并研为细粉，装入容器内备用。根据年龄大小取量，每次 0.5~1.0 克，每隔 4~6 小时用药 1 次，吞服。

主治： 带状疱疹。

方四

组成： 王不留行 30 克。

用法： 先用文火将王不留行焙黄（或爆开花），以不焦为宜，取出研末。取出 1~2 个鸡蛋的蛋清，放入药末调成糊状，涂搽患处。每日 3 次，7 日为 1 疗程。

主治： 带状疱疹。

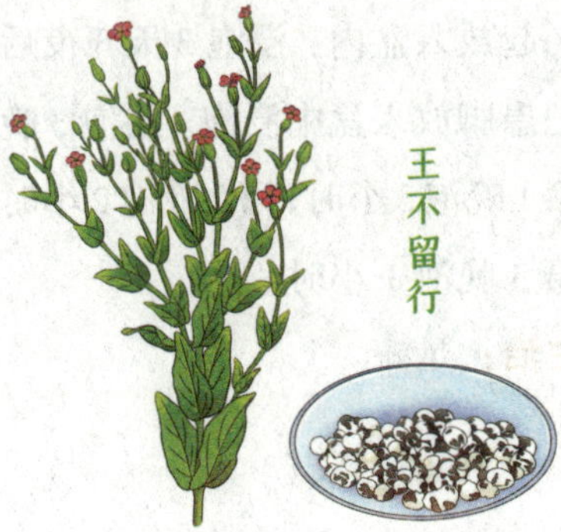

足癣

病症 足癣即脚气病，是一种由皮肤癣菌引起的真菌感染，具有传染性。症状为瘙痒、脱皮、起水疱，严重时可能出现皮肤干燥、皲裂甚至糜烂等。

常用良方

方一

组成： 鲜韭菜250克。

用法： 将上药洗净切末，放入盆中，加入开水，水温合适后泡脚30分钟，让水量漫过脚面，并将两脚互相摩擦。1周1次。

主治： 足癣。

方二

组成： 黄精250克。

用法： 将上药和2000毫升食醋一起放入盆内，浸泡3天3夜后，把患脚放入盆中浸泡。连泡3晚，第1晚泡3小时，第2晚泡2小时，第3晚泡1小时。

主治： 足癣。

方三

组成： 肉桂30克。

用法： 将上药研末，用食醋调匀，涂在患处。每日2次。

主治： 足癣。

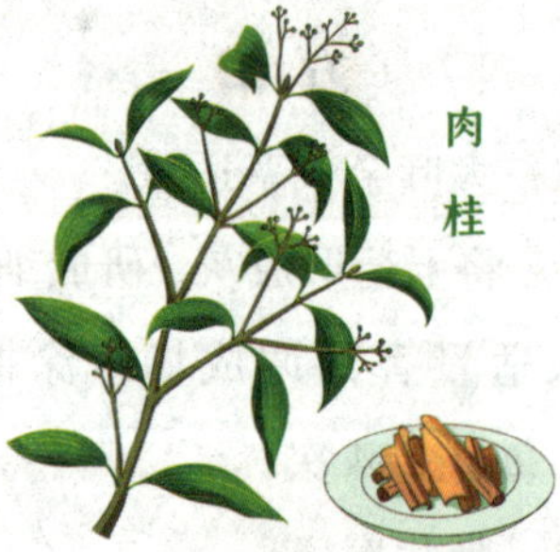

肉桂

方四

组成： 鲜海带120克（干品减半）。

用法： 将上药洗净，蒸一下放入锅内，加入适量米醋，用小火煮，熟后食用。

主治： 足癣。

骨科疾病土单方

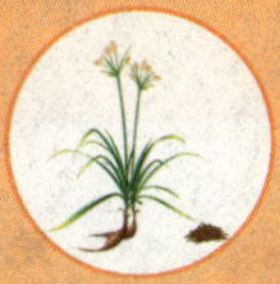
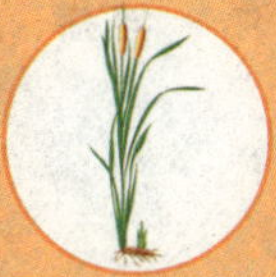
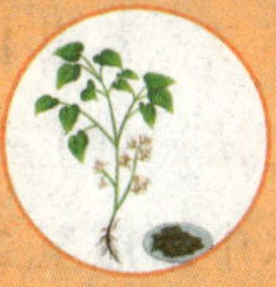

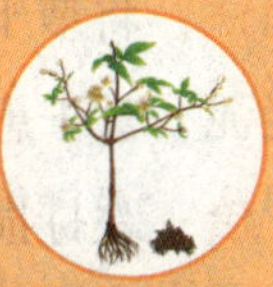

骨科疾病是指涉及骨骼、关节、肌肉、韧带、肌腱等运动系统的疾病。其特点是病因多样，常表现为疼痛、肿胀、活动受限或畸形，需注重功能恢复和预防复发。

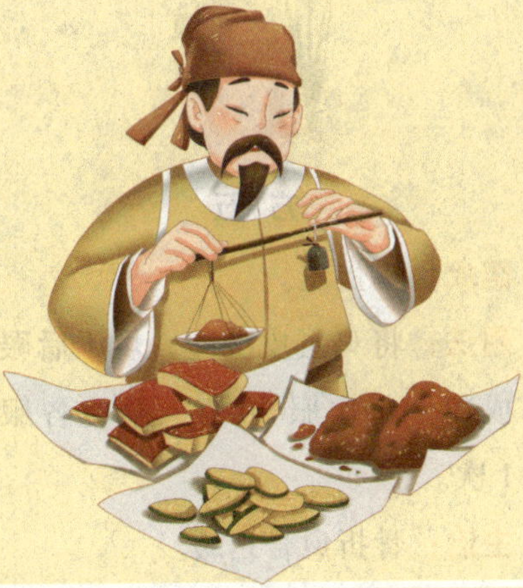

跌打损伤

病症

跌打损伤多因意外摔倒、碰撞或剧烈运动时姿势不当导致。它涵盖了皮肤擦伤、软组织挫伤、关节扭伤乃至骨折等多种伤害。表现为局部疼痛、肿胀、瘀血等。

常用良方

方一

组成： 葛根100克。

用法： 将上药放入500毫升的清水中浓煎至200毫升。先热敷，然后浸泡患处。

主治： 跌打损伤。

方二

组成： 萝卜适量。

用法： 将萝卜洗净，切碎，捣为烂泥，敷于患处。

主治： 跌打损伤瘀血红肿。

方三

组成： 鲜韭菜根适量。

用法： 将韭菜根清洗干净，捣成泥状，敷于断指复位处即可。

主治： 断骨接骨复位。

方四

组成： 生蒲黄6克。

用法： 将上药空腹时用温酒调服。

主治： 跌打损伤。

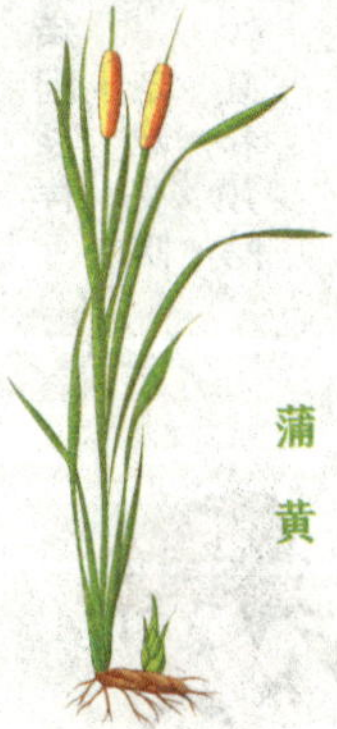

蒲黄

方五

组成： 鸡蛋皮。

用法： 将鸡蛋皮洗净，烘干后碾成粉。每次服20克，早晚各服1次。

主治： 骨折愈合迟缓。

扭伤

病症 扭伤是常见的运动损伤之一，通常发生在关节部位，如脚踝、手腕等。扭伤后局部会迅速出现疼痛，疼痛程度轻重不一，同时伴有肿胀、瘀血和关节活动受限。

常用良方

方一

组成： 桔梗 30 克。

用法： 将上药研为细末，分成 2 份，每日用黄酒冲服 1 份（严重者每日 2 份）。

主治： 急性腰扭伤。

方二

组成： 赤小豆适量。

用法： 将上药磨成粉，用酒调成糊，均匀涂抹患处，外用纱布包扎。

主治： 踝关节扭伤肿痛。

方三

组成： 生栀子 30 ~ 50 克。

用法： 将上药研为细末，加入 1 个鸡蛋清、适量面粉、白酒调成糊状，贴在患处，用纱布覆盖后再用绷带固定。

主治： 扭伤、挫伤。

方四

组成： 生姜。

用法： 将上药与适量葱白混合，捣烂后加少许面粉，炒热敷于患处。

主治： 手足扭伤。

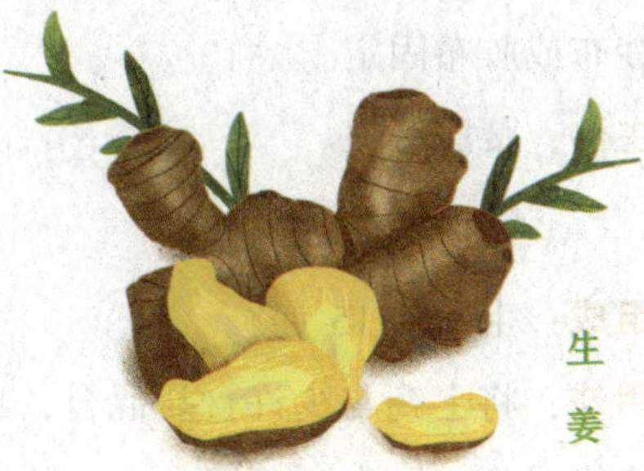

生姜

腰肌劳损

病症

腰肌劳损主要是由腰部肌肉及其附着点的积累性损伤，引起局部慢性无菌性炎症。主要症状表现为腰部酸痛或胀痛，部分患者会感到刺痛或灼痛。

常用良方

方一

组成： 肉桂 250 克。

用法： 将上药研为细末，装入瓶中密封备用。每次取 5 克口服，每日 2 次，3 周为 1 疗程。

主治： 腰肌劳损。

方二

组成： 附子 30 克。

用法： 将上药研成细末，加入白酒调成糊状，敷贴在涌泉穴，用纱布或胶布固定。

主治： 腰肌劳损。

方三

组成： 生川乌 15 克。

用法： 将上药与少许食盐混合，捣烂成膏，贴在腰部肾俞穴、腰眼穴上，用纱布覆盖、胶布固定。每日换药 1 次。

主治： 腰肌劳损。

方四

组成： 香附适量。

用法： 将上药研为末，用水冲服。

主治： 腰肌劳损。

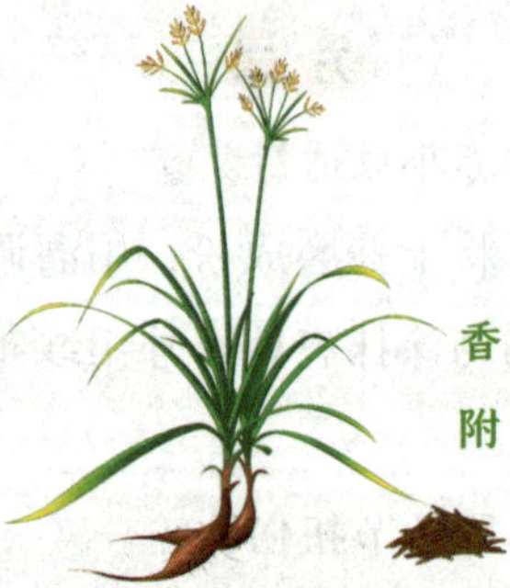

香附

方五

组成： 杜仲 30 克。

用法： 将上药研为末，用黄酒冲服。

主治： 腰肌劳损。

足跟痛

病症

足跟痛是指足跟部位的疼痛，常见原因包括足底筋膜炎、跟腱炎、骨刺或外伤。症状主要表现为足跟下方或后侧的疼痛，尤其在早晨起床或长时间休息后行走时加重。

常用良方

方一

组成：川芎 45 克。

用法：取上药，研为细末，分为 3 份，装到薄布缝成的布袋内。将 1 袋药放在鞋内，直接接触痛处。每日换药 1 次，3 个药袋交替使用。

主治：足跟痛。

方二

组成：补骨脂适量。

用法：将上药焙干研细末，装入布垫，放鞋内足跟着力处。10 日为 1 疗程。

主治：足跟痛。

方三

组成：威灵仙 20 克。

用法：将上药捣碎，用陈醋调成膏状。先将患足在热水中浸泡 5~10 分钟，擦干后将药膏涂在患处，外用纱布和胶布固定。每日换药 1 次。

主治：足跟痛。

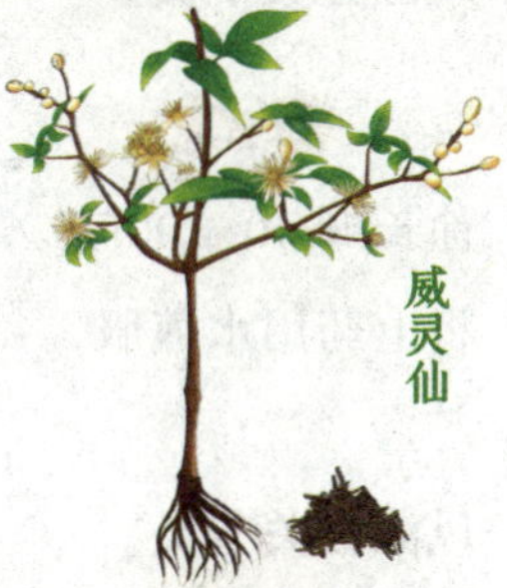

方四

组成：陈醋 800~1000 毫升。

用法：将醋加热至 40~50℃，患足缓慢浸入，泡 20~30 分钟。每日 2 次。1~2 周后疼痛开始减轻。可根据疼痛轻重，连续施治。

主治：足跟痛。

风湿性关节炎

病症 风湿性关节炎是一种常见的急性或慢性结缔组织炎症。它主要影响大关节，如膝关节和踝关节，导致关节红肿、疼痛和功能障碍，也可能反复发作并危及心脏等。

常用良方

方一

组成： 金雀根 50 克。

用法： 将上药用水煎服，每日 3 次。

主治： 风湿性关节炎。

方二

组成： 徐长卿 40~100 克。

用法： 将上药用水煎服，每日 3 次。

主治： 风湿性关节炎。

方三

组成： 干地黄 90 克。

用法： 将上药用清水洗净，切碎，加水 600~800 毫升，煎煮为 300 毫升，滤出药液。1~2 次服完，每日 1 剂。

主治： 风湿性、类风湿性关节炎。

方四

组成： 淫羊藿 100 克。

用法： 取上药，研为极细末，加入适量鱼肝油软膏，调匀成膏，用棉签蘸药膏涂于患处。每日 2 次，7 日为 1 疗程。

主治： 风湿麻痹。

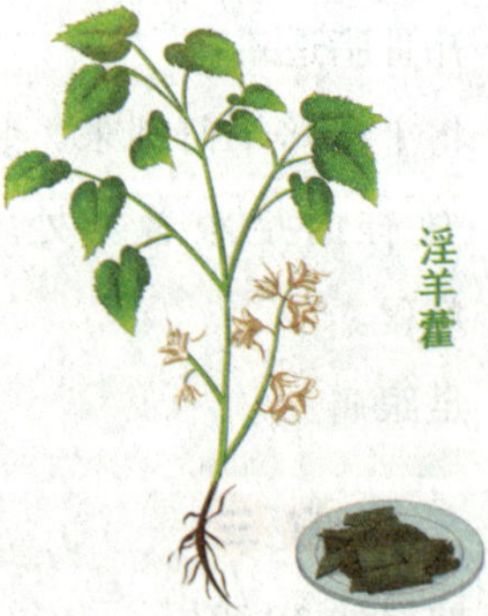